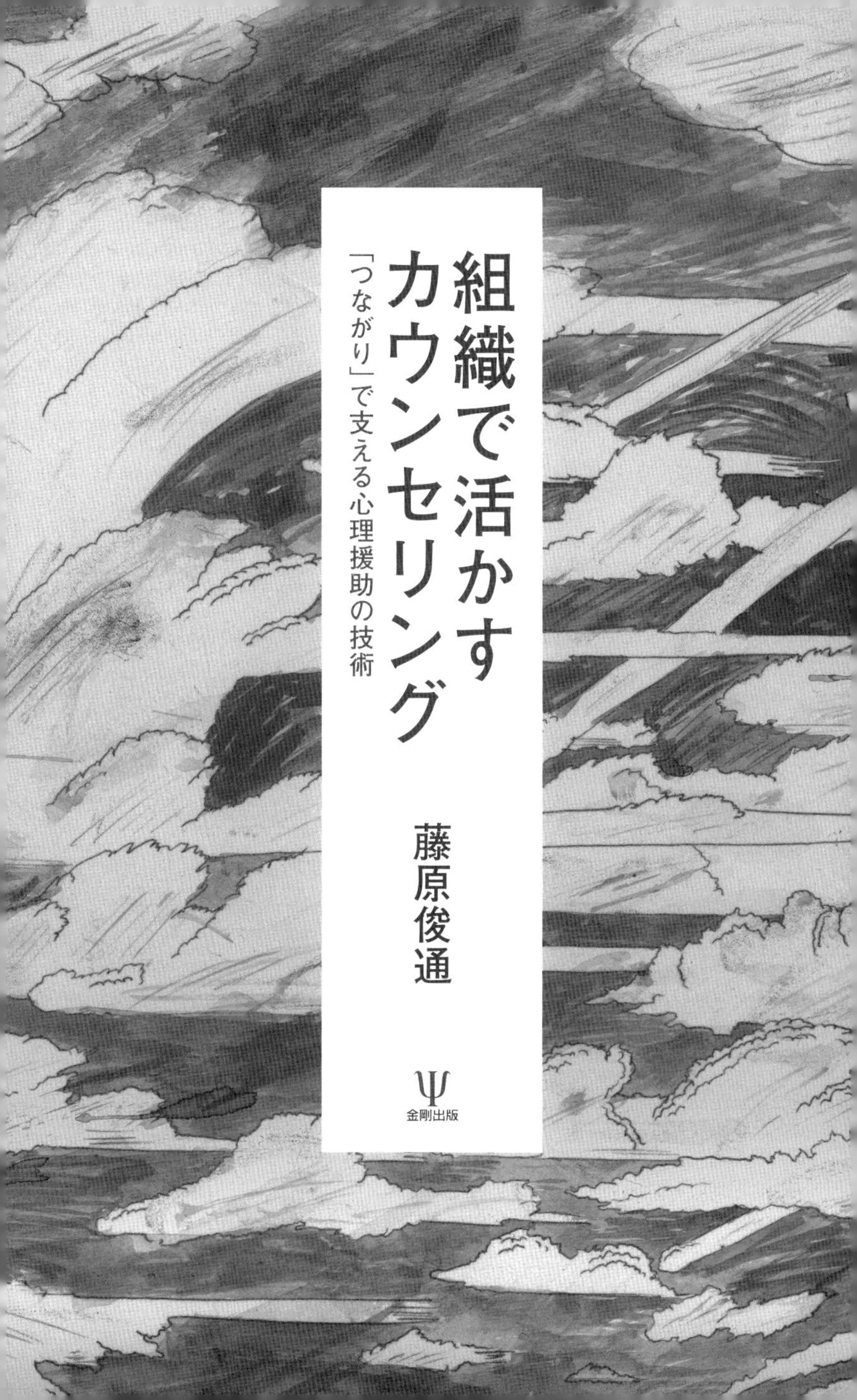

組織で活かすカウンセリング

「つながり」で支える心理援助の技術

藤原俊通

金剛出版

本書を薦める

私は二〇〇二年四月から二〇一二年三月までの一〇年間、自衛隊の精神科医官として勤務した。そのほとんどの期間を防衛医科大学校に所属していたのだが、最初の四カ月間は自衛隊中央病院で働いた。いわば、自衛隊の作法を身に付けるようにとの期間であった。

当時、本書の著者である藤原俊通先生と出会った。藤原先生はわが国の防衛を担う指導層の養成機関である防衛大学校を卒業後、戦車部隊の小隊長、中隊長を歴任した後、筑波大学社会人大学院において修士号を取得し、臨床心理士の資格を得た。それ以来、日常の精神科臨床、アフターケア活動（自殺が起きた後の遺された人々へのケア）、復職支援、メンタルヘルス教育、災害や海外派遣隊員に対するメンタルヘルス活動といった幅広い分野で、私は藤原先生と一緒に仕事をする機会があった。

何よりもありがたかったのは、藤原先生が自衛隊という組織に精通していた点であった。たとえば、自衛隊の部隊がどのような構成になっているのか、どこに連絡をすれば的確な情報を得られるのか、自衛隊のカルチャーとはどのようなものかといった点について熟知していた。その意味で、藤原先生が私たち精神科医と自衛隊との間で実にみごとな橋渡し役をしてくださった。

本書は、自衛隊のカウンセラーとしての役割を実体験に基づいて著されたものである。「つながり」をキーワードに、個としてのクライエントと、集団としての組織に働きかけていく。カウンセラーの機能として、①カウンセリング（クライエントの心情を傾聴する）、②アセスメント（支援に必要な情報の評価）、③コーディネーション（複数の支援者間の調整）、④コンサルテーション（他のサポートシステムへの専門的助言）が本書の中でも挙げられているが、組織の中でカウンセラーが果たすべき役割が実体験を元に如実にまとめられている。

現在では、陸海空の各自衛隊に勤務する臨床心理士は百名を超えるほどになったが、その指導的立場にある藤原先生が著した本書は彼らにとっても大きな励みにもなることだろう。組織のメンタルヘルス論として傑出した本書を多くの方々にお薦めしたい。一般の産業精神保健の分野で活動されている人々にとっても参考になる点が多い本であるはずである。

二〇一三年二月

筑波大学 災害精神支援学 教授
高橋 祥友

はじめに

筆者は多くの臨床心理士の中でも非常に特異な経歴を持っている。一九八九年に防衛大学校を卒業したあとは陸上自衛隊に入隊し、岡山県の山奥の部隊で十年あまりの間、戦車乗りとしての訓練に明け暮れていた。その筆者がなぜ今のような方向に人生の舵を切ったのかについては本文に譲るが、戦車部隊での勤務の中でさまざまな体験をした結果、カウンセラーという仕事に興味を持つようになった。

陸上自衛隊という組織の中に身を置いたままとは言え、戦車部隊から精神科医療への転身はあまりにも極端な環境の変化を伴い、筆者の職業生活は完全に分断されているように見える。確かに筆者の職業は戦車乗りから臨床心理士へと大きく方向を変えた。しかしながら職業生活を中心にしたダイナミックなプロセスとしてのキャリアは、間違いなく筆者の中で一連の流れとしてつながっていることがようやくわかってきた。

さて、カウンセラーや臨床心理士が拠ってたつ専門性とは何であろう。筆者の場合、人よりも遅れてこの道に入ったこともあって、実際にクライエントを担当するようになると、自分がやっていることにどうしても自信を持てず、苦しむことが多くなった。精神科医療の現場では薬物療法が中心で、常にエビデンスを求める精神科医とのやり取りでは、自分の活動の効果をうまく説明できずに苦しんだものである。

その苦しみの理由について当時の筆者は、精神科医に対してうまく説明できないからであると感じていた。しかしあるとき筆者は目の前のクライエントに対しても、そのことを説明できていないのだということに気づいて愕然とした。死にたいほどの苦しみを抱えて精神科を受診し、筆者のカウンセリングを受けているクライエントに対して、その意味や効果を明確に説明できないことはあまりにも無責任なことであると思った。カウンセラーや臨床心理士が専門家であるというならば、自分がクライエントに対して提供しているものを明確に説明できなければならないはずである。しかしわれわれは、少なくとも当時の筆者は、精神科医が薬の効果や副作用について詳しく説明し、その結果に責任をもつのと同じように、自分の関わりに対して専門性と責任を感じていたであろうか。

筆者はその後、精神科の臨床心理士として勤務する一方で、陸上自衛隊という組織のメンタルヘルスや自殺予防活動にも広く関わることになった。またイラクやハイチ復興支援などの海外派遣部隊や、東日本大震災の災害派遣部隊のメンタルヘルスにも直接現地で関わった。本書はかつて未熟であった筆者の問いと自責から生まれ、自分自身の人生におけるさまざまな経験の中でカウンセラーとして成長する過程の中で形となって行った。これらの経験を通して筆者は、カウンセラーとは関係性の専門家であるという信念を持つようになった。本書では関係性を「つながり」と呼び、それがカウンセラーにとっていかに大切なものであるかを中心に据えて論を進めて行きたいと思う。あらゆる場面におけるカウンセリングにおいて変わることなく重要なもの、それが「つながり」でありわれわれカウンセラーが専門性の中心に据えるべきものであると思う。

本書を書き進めるにあたり、はからずもこの作業は筆者自身のキャリアを振り返り、吟味する機会になっていることに気づかされた。この作業を通して筆者は一見分断されていた自分のキャリアが、間違いなく一つの流れを形成していることに気づき、一貫性のある自分という存在を確認することができた。そしてそのことは「つながり」がわれわれの外側にのみ存在するのではなく、内なるものとしても存在することを示唆している。このことに気づいたとき、筆者はカウンセラーとして生きて行くことに少しだけ自信を持つことができたように思う。

筆者はすでに述べたようにカウンセラーとしては風変わりな経歴とさまざまな経験を持っている。個人の経験から編み出されたものは、単に独りよがりという誹りを受けるかもしれない。

しかしながらさまざまな実践の場をくぐり抜けてきたものにはやはりそれなりの説得力があるのだと思う。

本書がかつての筆者のように自らの専門性に迷いを抱いている皆さんにとって、少しでも参考になればこれ以上の幸せはないと思っている。

目次

組織で活かすカウンセリング

「つながり」で支える心理援助の技術

組織で活かすカウンセリング

「つながり」で支える心理援助の技術

第一章　プロフェショナル・カウンセラー

カウンセリングとの出会い

筆者は数多い臨床心理士の中でもかなり特異な経歴を持つ存在だと思っている。一九八九年に防衛大学校を卒業した筆者は、陸上自衛隊に入隊し、戦車部隊の小隊長として岡山県の山奥の駐屯地に赴任した。以来十年間はまさに第一線の部隊で、小隊長から中隊長までの勤務を経験した。そんな筆者が制服を着たままで現在の臨床心理士という方向に舵を切ったのにはいくつかの理由があった。一つは学生時代から漠然と感じていた職業選択上の悩みである。何となくあこがれを感じて入隊した自衛隊であったが、当時の筆者はただ訓練を積み重ねるだけの毎日に、今ひとつやりがいを感じられずにいた。今でこそ日々の訓練の積み重ねが、大切な人々の安全を守っているということを理解できるようになったが、若い頃はもっと直接的なやりがいを求めていた。

　次の理由は筆者が中隊長として勤務していたときの経験によるものだ。当時筆者は三十歳そこそこの若輩だったが、それでも中隊長として九十名ほどの隊員を指揮する立場にあった。部下の中には自分の父親に近いような人もいたし、向こうっ気が強い九十名の部下たちを統率するのは、なかなか骨が折れることだった。とりわけ当時の筆者が苦労したのは、精神疾患を抱えた隊員たちへの接し方であった。職場のメンタルヘルスが叫ばれる今でこそ、うつ病などの精神疾患はごく身近な問題となっているが当時はまったくそうではなかった。筆者の中隊には当時、躁うつ病の隊員とアルコール依存症の隊員がいたのだが、彼らとのコミュニケーションを図ることは当時の筆者にはかなり難しかった。うつ病のことさえ知らない筆者にとって、躁うつ病やアルコール依存症はまさに理解できない存在であった。今思うと当時の筆者は本当にひどい対応をしていたと思う。うつ状態の隊員には平気でがんばれと言っていたし、アルコール依存症の隊員が酒をやめられないのは意志が弱いからだと信じていた。

　そのような関わりだったから当然彼らとのコミュニケーションはうまくいかなかった。うつ状態の隊員は黙り込んでしまうし、アルコール依存症の隊員とは、いつも飲んだ飲まないの水掛け論になってしまうのであった。そんなとき身近な先輩からカウンセリングについて教えてもらったのが、筆者とカウンセリングの出会いである。その先輩とは『うつからの脱出』など多くの著書を発表している下園壮太さんであった。下園さんは現在では防衛省におけるメンタルヘルスの専門家として有名だが、当時はまだ著書もなく独学に近い状態でカウンセリングの勉強を続けていた。下園さんの本を読んだことがある方ならおわかりと思うが、その説明はとてもわかりやすいものだった。筆者はカウンセリングに強く興味を抱き、隊員たちとのコミュニケーションに大きな希望を感じた。紹介された何冊かの本をむさぼるように読み、マンツーマンのトレーニングを受けたところ、彼らとのコミュニケーションが少しずつ変わっていくのを感じることができた。こうした体験がきっかけになって筆者はその後本格的にカウンセリングの勉強を始めることになったのである。

今ひとつ当時筆者がカウンセリングに傾倒することになったエピソードがあるのでそれを紹介しよう。陸上自衛隊には任期制隊員という制度がある。高校等を卒業して入隊した隊員の多くは、二年間の任期という契約期間を更新して勤務するのである。この任期を更新しながら隊員は経験を積んで勉強し、選抜試験に合格すると陸曹という任期のない採用形態になり、本格的なプロの自衛官になるのである。この任期制という制度は若者のキャリア発達の観点からも非常に優れた制度であり、自衛官としての道を目指すもの、他の世界へと出ていくもの両者にとって、職業と自己との適合についてじっくりと吟味する機会となっている。当時中隊長だった筆者の部隊にも、多くの任期制隊員が所属しており、その進路指導をするのも中隊長の重要な役割であった。特に陸曹になるための選抜試験を受ける隊員たちへの指導は大切であった。

細かい話になって恐縮だが、この選抜試験には学科試験や実技試験の他に面接試験が含まれていた。当時部下の任期制隊員に対して、この面接試験の練習を行うのが中隊長の役割であった。そこではなぜ自衛官としてやっていきたいのか、どんな自衛官になりたいのか、ということから一般常識や社会情勢などさまざまな質問をしたものである。しかしながら筆者が当時先輩たちから教えられた指導要領は、隊員に考えさせるというよりは、答え方を教えることに重点が置かれていたように思う。想定される質問に対して、回答を教えてその方向に導いていくというやり方であった。しかし筆者はこうした面接練習を行ううちに、そのやり方に疑問を感じるようになっていった。確かに面接の想定問答集を作り、ハキハキと質問に答えることができるようになることも大切だが、それは隊員自らがじっくりと考えて導き出したものでなければ、何の意味もないのではないかと思ったのである。

ちょうどそのような時、筆者は前述のような理由でカウンセリングに興味を持ち、勉強を始めたのである。当初筆者は面接指導にカウンセリングの知識や技法を応用しようとは思っていなかった。しかし無意識のうちに、うなずきや繰り返しなどの傾聴技法が面接の中で使われていることに気づいた。その効果は実に大きなものであった。隊員たちは最初のうちこそ、中隊長の変化に戸惑っていたようだが、次第に自らの発言をじっくりと吟味し、よく考えて発言するようになっていった。当初それは面接の中でいかに回答するかということに重点が置かれていたが、徐々により深い部分での思考へと変化していったのである。

ある隊員は自ら一冊のノートを作り、そこにいろいろなことを書き込み始めた。自分はなぜ自衛官としての道を選ぶのだろうか、自分にはどんな能力があり、何が足りないのだろうかと自らに問いかけ、それに対する考えを書き加えていったのである。彼はもともと明るく剽軽な隊員だったが、若さゆえか多少軽卒な印象を与えるところがあった。しかしこのような面接練習を繰り返すうちに、彼は少しずつ成長していった。自分の発言に責任を持ち、じっくりと吟味した上で自己決定していく彼の姿には、それまで見られなかった自信と落ち着きが感じられるようになった。そしてその後彼は、みごと選抜試験に合格して、自衛官としての道を本格的に進むことになったのである。

この体験を通して筆者は、カウンセリングという行為の奥深さを実感することになった。カウンセリングは単に悩んでいる人の話を聞くだけではない。「話せば楽になる」という以上の効果があるに違いない。筆者のカウンセリング学習へのモチベーションは一気に高まっていった。

振り返ってみると筆者とカウンセリングの出会いは、中隊長という役職を拝命した二年間の体験にあるように思われる。しかしそれは短期間の中での偶然の出会いではないと思う。陸上自衛隊という一人一人がまさに戦力であり、個を大切にするという組織文化の中にあったからこそ、筆者はカウンセリングに関心を持つことになったのだといえる。

筆者はその後自衛官という職業ゆえに、多様な場面で活動することになり、他では得難い貴重な経験を積むことができた。本書ではそれらの経験をできる限り詳しく紹介し、カウンセラーとして同様の職務に向き合う数多くの人々と学びを共有したいと思っている。

カウンセリングとは何か

1　カウンセリングの定義

カウンセリングとはいったい何だろう？　一昔前は何となくなじみにくい横文字といった印象が強かったが、今はずいぶんと身近な言葉になった。心理カウンセリング、旅行カウンセリング、結婚カウンセリングなど、中には本来の意味からかなり逸脱していると思われるものもある。

カウンセリングをそのまま日本語に訳すと、単に相談するということになってしまう。しかしながらもちろんカウンセリングは単なる相談ではなく、高い専門性を有する関わりである。友人やご近所の間で行われる相談と、専門家が行うカウンセリングは本質的に異なるものなのである。わが国におけるカウンセリングの歴史はまだまだ浅く、カウンセリングをどのように定義するかは学者によってさまざまである。そこで本書においてはこれからカウンセリングについて論じていくにあたって、まずその定義を明確にしておこうと思う。

筆者はカウンセリングを次のように定義している。すなわち「カウンセリングとは、発達的視点に立つ専門的援助行為であり、クライエントとの間に温かい信頼関係を築き、その中でクライエントが自らの力でその問題の解決に向き合っていく過程を支援する」

以下この定義について詳しく説明することにしよう。

2　専門的援助行為としてのカウンセリング

まずカウンセリングは発達的視点に立つ専門的援助行為である。すでに述べたようにカウンセリングは、聞き上手な友人や身内が相談に乗ることとは本質的に異なる行為である。友人関係や身内間の相談は、もともと存在する関係の延長上に何らかの問題が持ち込まれ相談という行為が発生する。しかしカウンセリングの場合は、クライエントが抱える問題を解決するためにカウンセリング関係が発生するのが通常である。つまりカウンセリングとはクライエントが抱える何らかの問題を解決するという、明確な目的を持つ行為であると言える。それゆえカウンセラーはクライエントに対して、その問題の解決支援という唯一の目的のために関係を築き、それ以外の二重関係を築くことは通常ないのである。

次にその専門的援助行為は発達的視点に立っている。よくカウンセリングでは助言をしないと言われるが、発達的視点を平たく説明するとこのような表現になるのだと思う。さまざまな問題を抱えて苦しむクライエントは、苦しみから逃れるために直接的で即効性のある助言を求めることがある。どうすればこの苦しみから逃れることができるのか、その答えを求めるクライエントの気持ちは痛いほどよくわかる。しかし百人のクライエントには百種類の問題があり、問題解決にいたる道筋はあまりにも多岐に渡る。そのため実際にはカウンセラーが具体的に助言できることはあまりないのだ。

したがってカウンセリングでは個々の問題に対して直接的な助言を与えるよりは、クライエント自身がその問題に向きあい、解決していく過程を支援するという発達的視点に立つのである。

3　信頼関係の構築

次にカウンセラーはクライエントとの間に温かい信頼関係を構築する。カウンセリングにおいてクライエントとの信頼関係を重視する姿勢は、ほぼすべてのカウンセリング理論において共通するものであると言える。問題を抱え心理的に混乱しているクライエントは、周囲に対してきわめて防衛的になり身構えてしまうものである。このような状態ではクライエントは自分が抱える問題を冷静に分析することもできず、必要以上に不安の渦に巻き込まれてしまう。そのようなクライエントに対してカウンセラーは、問題を抱え混乱するその存在そのものを否定せず、しっかりと受け止めるのである。クライエントの焦りや不安を否定せず、ありのままの状態で受け止めることが重要である。焦りや不安に巻き込まれて混乱するクライエントに対して、なんとか落ち着かせようと働きかけることは通常あまり効果的ではない。むしろクライエントの混乱を無理もない当然のこととして受け止め、真正面から向き合っていく方が結果的にはクライエントを落ち着かせるのである。

このようにしてカウンセラーは小手先の技術に頼ることなく、クライエントの存在そのものを真正面から受け止めることを通して、クライエントとの間に揺るぎない信頼関係を構築する。カウンセリングはすでに述べたように目的のある専門的援助行為であるから、この信頼関係の構築もその目的達成のために行われる。よってこれも通常の人間関係における信頼関係の構築とは本質的に異なり、カウンセリングの終始を通して継続して行われなければならない。

4 周囲との関係性を扱うこと

カウンセリングではクライエントが抱える問題や障害を直接的に解決する手助けをするのではなく、クライエント自身がその問題に向き合う姿勢を支持する。

実際の臨床の場面でクライエントの話を聞いていると、多くのクライエントは悩みのきっかけとなっている単一の問題によってのみ悩んでいるわけではないということがよくわかる。目に見える問題は借金や仕事のストレスであっても、実際にはそこに周囲の人間関係の問題が影響を及ぼし、問題をさらに複雑なものにしていることが多い。たとえば悩みの種が単純に十万円の借金であったとしても、そのことを家族や上司に相談できないと、その悩みはいっそう大きなものになってしまう。本来はそうした問題を共有し、解決方法をともに検討する役割を果たすべき周囲の人々が、その機能を発揮できなくなることで、問題がより複雑化してしまうのである。

このような問題に対してカウンセラーは、周囲の人の代わりに問題の解決方法を安易に提供するようなことはしない。発達的視点に立てば、単にその場の問題を乗り越えるのを支援するのではなく、今後同様の問題に直面したときにも自らの力で乗り越えていけるようにクライエントの発達を支援するのである。そして多くのクライエントがカウンセリングを通して身につけて行くのは、周囲の人とつながり、上手に支援を引き出していく能力である。

そもそも人は、相互につながることで支え合う、社会性を持った生物である。人が何らかの問題を背負うとき、われわれは個々で背負うのではなく、本来は群れという集団で背負うようにできているのだと思う。それが未経験の問題であるほど、家族、学校、職場などの集団が、解決のための知恵を提供する。個は集団からの支援を受けて、問題を乗り越えつつ問題解決能力を学習していくのである。

そしてつながりが持つ意味は、具体的解決方法を伝えることにのみあるわけではない。いざというとき自分を助けてくれる集団と、つながっていることによる安心感は、個に情緒的な安定をもたらし、焦らず落ち着いて問題に向き合えるようにしてくれる。

大人として自立することを、誰の力も借りずに一人で生きることであると考える人も多いかもしれない。しかし多くのクライエントと関わってきた筆者には、一人でいることの限界を知り、個の弱さを前提として受け入れるところから、本当の意味での自立が始まるのではないかと思われる。人に頼ることは恥ずかしいことではない。自分でできることは自分でやるが、力の及ばないことやわからないことは、他者の力を借りて乗り越えていけばよい。そしてその過程で新しい問題解決方法を学び、自分のものとして身につけ、さらに発展させていけばよいのだと思う。

武道の世界ではよく言われることであるが、本当の強さとは自分の弱さを知るところにこそある。カウンセリングのテーマもまた、それと同じようなところにあるのかもしれない。しかしながら、何とか強くあろうと歯を食いしばり、一人でがんばってきたクライエントが、立ち止まって自分を見つめ直すには相当な勇気が必要である。その勇気を支えるのがカウンセラーとのつながりなのである。実はクライエントがカウンセラーのもとを訪れ、抱えている悩みを打ち明けるところから、その勇気ある行動は始まっている。そしてカウンセラーとの間に信頼関係が構築され、カウンセリングのプロセスが進むことはそのまま、クライエントが他者とつながり、その支援を受けるリハーサルとなっているのである。

カウンセラーとのつながりを通して、クライエントは他者の支援を受けることに慣れていく。しかしながら多くの場合、クライエントが周囲の人々から適切な支援を引き出すには、それ自体に誰かの支援を受ける必要があるのだ。

筆者はカウンセラーがプロフェショナルとして備えるべき専門性のうち、最も大切なものは関係性を扱う能力であると考えている。そして関係性を扱うということは、単にクライエントとの間に信頼関係を構築するということではない。それは単にクライエントとの一対一関係にとどまらず、周囲の人々や社会全体を対象として、そこにあるさまざまなつながりに働きかけていくことを指す。そして、ここではまずカウンセラーが一対一のカウンセリングの中で扱う関係性について説明する。

カウンセリングにおけるつながりの意味

1　アートとしてのカウンセリング

筆者が臨床の現場で勤務するようになって間もない頃に、ある年配の先輩から教えられた言葉で、いまも心に残っていることがある。それは「カウンセリングはサイエンスであると同時にアートでもある」というものであった。その言葉の意味について詳しくお話を聞く機会はなかったので、筆者はその後しばらくその言葉の意味を理解できなかったし、また深く考えることもなかった。しかしそれから数年が経ち、日々の臨床を重ねていくなかで、筆者は次第にその言葉の意味を意識するようになっていった。そしてある事例を通して、この言葉を直接体験するとともに、カウンセリングにおけるつながりの意味について深く考えさせられることになった。なお本書で紹介する事例は、筆者が臨床の場で出会った実際の事例に基づいている。しかし、プライバシーを保護する必要があるため、本人を特定できるような情報はすべて変えてある。その意味で本書で紹介した事例は、すべて架空の人物と考えてさしつかえない。また、これらの事例の多くは、自衛隊員のものを参考にしているが、独特の階級制度や組織構成のため、一般の読者にはわかりにくいと思われる。そのため本書では一般企業等に所属するクライエントの事例として加工した。

2 【事例A】

Aさんは二十代の既婚女性で会社員の夫と二人暮らし、Aさん自身も夫とは別の会社でパート従業員として働いている。入社当時から職場の人間関係がうまくいかず、孤立しがちで悩むことが多かった。職場の同僚のささいな一言や、自分が周囲からどのように見られているかが気になって仕方なかった。さらに自分の容姿への不安から、無理なダイエットと過食嘔吐を繰り返していた。

精神科を受診したAさんは、うつ病と診断され薬物療法とカウンセリングが実施されることになった。初診当時のAさんは完全に心を閉ざした状態で、カウンセリングにおいても、ごく表面的なやり取りを繰り返すばかりであった。当初筆者は無理にAさんの心に踏み込まず、無理に話す必要はなく、話したいと思ったことだけを話せばよいことを伝えていった。Aさんの心の扉が開くまでには、なお相当の時間が必要であったが、それでも少しずつAさんは苦しい胸の内を話すようになっていった。

Aさんは入社以来熱心に仕事に取り組んできたが、あまり達成感を得ることはなかった。自分の仕事に自信を持てず、周囲からは軽く見られているに違いないと思うようになった。そのため無理して仕事を引き受け、残業を繰り返すうちに調子を崩すというパターンを繰り返していた。わけもなくイライラしたり気分が落ち込み、一日中動けないようなこともあった。そのようなときにナイフで手首を傷付けることもあり、Aさんの前腕部には無数の傷跡があった。Aさんには明確な希死念慮は見られなかったが、価値のない自分を傷つけるというかなり強い自虐思考が見られた。カウンセラー（筆者）との信頼関係は少しずつ構築されつつあったが、不安定なときにはカウンセラーに対しても、固く心を閉ざすことがあった。特にリストカットなどの自傷行為をした直後には、その傾向が強かったように思う。

Aさんは幼少時に両親と死別して親戚に引き取られた。小学校、中学校時代にはひどいいじめにあい、学校も休みがちであったという。長いカウンセリングの経過の中で、当時Aさんは自分が悪いからこんなにつらい目にあうのだと思っていたことを打ち明けた。そして大人になった今もなお、自分には価値がないと思い込んでいた。

　Aさんのように幼少時に、いじめや虐待、親との死別などを体験した人は、自然な自尊感情を持てないことが多い。未熟な子どもにとってこれらの体験は理解が難しく、すべてが自分側の責任として受け止められてしまいやすい。このようなクライエントに対してカウンセラーが支援を行う意味は、カウンセリングを通して信頼関係を構築していくことにある。カウンセリングではもちろん、さまざまな技法を用いてクライエントの話を傾聴する。クライエントはその過程で、自らの問題の本質に気づいたり、その対処方法や折り合いの付け方を考えていく。カウンセリングにはこのように、クライエントが話すことによる直接的な効果が間違いなくある。しかしカウンセリングにはこれとは別に、間接的でより本質的な効果もある。それがクライエントとカウンセラーの間にある信頼関係、言い換えればつながりで支える効果なのだと言える。

　いじめや虐待などがきっかけで自尊感情を持てないクライエントは、自然な対人関係を築けないことが多い。価値のない自分を大切にしてくれる他者の存在を信じることは難しく、どうしても周囲の人に対して疑心暗鬼になってしまう。こんな自分が大切にされるわけがない、この人もいつか自分を傷つけるに違いないといった思いに陥りやすいのである。そのため結果として周囲の人と良好な関係を結べず、かえって関係を悪化させてしまうという悪循環に陥りやすい。実際にAさんの場合も、こうしたメカニズムが小学校・中学校時代にいじめが繰り返されるというパターンを生み出してしまったようである。

Aさんのようなクライエントに対して筆者が重視するのは、まさに「つながり」そのもので支えることによる効果である。Aさんは子どもの頃に両親との死別を体験し、学校ではひどいいじめにあった。そうした幼少期の経験が、自分を大切にするという自然な感情の成長を阻害することになった。自分には価値はないと思い込み、周囲の人と信頼関係を築くことが困難になっていった。カウンセリングの中でもAさんは時に不安定になり、急に心を閉ざしたりイライラをぶつけることがあった。幼少期の体験が現在のカウンセリング関係の中に再現される現象は、精神分析における転移という概念で説明することができる。このような場面でカウンセラーに求められることは、クライエントの不安定な感情に巻き込まれず、常に変わらない安定した距離感で温かくクライエントとつながる努力を続けることである。Aさんにとっては、カウンセラーとの間で信頼関係を築くこともかなり難しい課題であった。「粘り強く話を聞いてくれるカウンセラーも、いずれは自分を見放し、馬鹿にするに違いないと思っていた」とAさんは後に話してくれた。

そして長期にわたったカウンセリングが終結するとき、これまでのカウンセリングを振り返るセッションを持った。Aさんはいずれ筆者にも見放されるに違いないという不安を抱いていた。その不安を理解していた筆者にとって、カウンセリングの終結を提案することはかなり神経を使う問題であった。カウンセリングの終結を提案することが、Aさんに「見放された」と受け取られる心配があったからである。しかし筆者からの提案を受けたAさんは、非常に落ち着いた表情でそれを受け入れてくれた。

Aさんは「以前なら間違いなく先生に見放されたと感じて混乱したと思う。でも今は教えてもらったことが間違いなく自分の中に残っていると思うし、少しだけ自分のことを大切にしても良いのかなと思える」と言った。

なお筆者はカウンセリングの終結に際しては、それについて提案した後、何回かのセッションを重ねて終結の迎え方についてクライエントと話しあうことにしている。さらに終結後も、何か問題があれば、いつでもドアは開かれていることを伝えておく。

3　共同作品としての成果

私たちはカウンセリングという共同作業を通して、一つの作品を作り上げてきたのだと思う。その作品はAさんの中に、そして筆者の中にも確実に残っていくだろう。このカウンセリングを通してAさんが学んだものには、大小あわせてさまざまなものがあった。たとえば日常生活の中で強い不安やイライラに陥ったとき、どのように対処して自分の気持ちをコントロールするかということについては、いくつもの具体的な対応要領を身につけてきた。しかしAさんが学んだ最も大切なものは、自分は大切にする価値のある存在であると信じられるようになることであったと思う。自らを大切にできないAさんに対し、常に変わらない距離で向き合い続けることがAさんの中に、大切にされる存在としての自分を意識させていったのだと思う。そしてカウンセラーとしての筆者の中にも、得難い臨床経験としての作品が形作られていった。人との出会いは一期一会であり、Ａさんのケースもまたここにしかない独自性を有している。われわれカウンセラーは、目の前にあるケースを通してしか身につけられないものを学び、それをさらに磨いて新たな創造に結びつけていくのだ。「カウンセリングはサイエンスであると同時にアートでもある」という言葉の心性であろう。

Column

1 死なない約束しますか？

希死念慮のあるクライエントとのカウンセリングにおいて、よく「死なない約束」をしたという話を聞くことがある。カウンセリングの中で希死念慮が疑われた場合、カウンセラーは自殺の危険性がどの程度深刻なのかについて判断しなければならない。

それが深刻な場合は、精神科受診や入院など、クライエントの安全を確保するような対策を講じなければならない。逆にカウンセリングの中でクライエントが心理的に落ち着きを取り戻し、希死念慮が消え去ることもあるが、多くの場合それは曖昧なままでカウンセリングを終えることになる。

そのようなときカウンセラーは、クライエントと次回カウンセリングまでの間に、自殺をしないでいるという約束をしようとすることがある。確かにこうした約束が自殺を防ぐモチベーションになる場合もあると思われるが、その効果は限定的なものであろう。逆にこの質問はやり方を間違えると、かえってクライエントを追いつめて、自殺の危険を高めることになりかねない。

カウンセラーがあまりに強く「死なない約束」をしようとすると、クライエントは「死にたい」という気持ちをカウンセラーの前で表現することもできなくなってしまう。自殺という行為は否定するが、それでも死にたいという気持ちは自然にわき起こってくるものである。この気持ちは無理に押さえ込まず、自由に表現してもらう方が結果としての行動化は防ぎやすくなるのである。

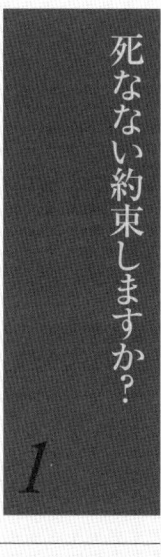

第二章　自殺予防
――生につなぎ止めるものとは

自殺とは何か

1　身近な問題としての自殺

第一章ではカウンセリングに対する筆者の定義を紹介した。カウンセリングの定義はその学者の数だけ存在すると言われるが、本書は筆者の定義を前提にして進めていくことにする。その定義の中で筆者が最も強調したいのは、カウンセリングが高い専門性を有する援助行為であるということであった。そしてその専門性の中核をなすものは、関係性を扱う能力であることについても事例を用いて詳しく説明した。

第二章では、自殺予防というカウンセラーにとって極めて重要な問題を扱う。自殺予防を考えるとき、まず始めに意識しておかなければならないことは、それがいつ自分の周囲で起きてもおかしくない、「身近な問題」であるということである。カウンセラーが働く環境は医療、教育、産業、福祉とさまざまであり、対象となるクライエントの健康度や、問題の質にはかなりの幅があると思う。しかしながらそうしたことに関係なく、人は行き詰まり混乱すると希死念慮を抱くものである。もちろん個人差はあるものの、自殺はある限られた場面や個人にのみ発生する現象ではない。自殺は、われわれが日々向き合うどのクライエントにも起こり得る、身近な問題なのである。

人は夜道を歩く時、物陰の暗がりに不安を感じるものである。光の届かない場所に潜むものは、われわれに本能的な不安を感じさせる。そこに何があるのか、それは自分にどのような影響を及ぼすのか、考えれば考えるほど不安はつのり、不安の中でそれはさらに得体の知れないものになっていく。

自殺もまたわれわれにとって光の届かない暗闇の中にあって、得体の知れないものとして受け止められている。だからこそ人は自殺について触れたがらないし、語ろうとはしないのだ。一九九八年以降わが国の年間自殺者数は三万人を超え、交通事故死者数の六倍を超える状態になっても、なお自殺は自分とはかけ離れた一種独特の問題としてとらえられている。国は二〇〇六年に自殺対策基本法を制定し、この問題に正面から向き合い始めた結果、二〇一二年の自殺者数はようやく三万人を下回った。自殺予防に対する官民をあげての取り組みが、ようやく奏効してきたものと思いたいが、実際はまだ入り口にたどり着いたに過ぎない。

筆者は総合病院の精神科などで臨床心理士として勤務する傍らで、自殺のポストベンション活動を行ってきた。自殺のポストベンションとは、不幸にして自殺が起きた時に、遺された人々の精神的なケアを行う活動のことである。その中で筆者は自殺が決して得体の知れないものではなく、どこでも誰にでも起こり得る身近な問題であることに気づかされたのである。

自殺は触れてはいけない、得体の知れないものであるという考え方が自殺予防活動の重い足かせになっている。われわれは自殺を予防するためにまず、自殺という暗闇に正面から光を当て、その姿を正しく理解する必要がある。光を当てることで、自殺が決して限られた人々の特別な問題ではないということに多くの人々が気づいていくであろう。自殺に対する不安や恐怖が取り除かれて初めて、われわれは正面からこの問題に取り組むことができるし、具体的にできることがいくつもあることに気づいていくであろう。

2　自殺と精神疾患

自殺はうつ病をはじめとするさまざまな精神疾患と密接な関係にある。既遂者の九割が自殺行動に及ぶ直前に、うつ病など治療が必要な状態であったと言われる。精神科医療が自殺予防において最も重要な位置を占めている理由である。精神科医療が自殺予防のすべてというわけではないが、治療を必要とする人々を早期に発見して受診に結びつけることで、かなりの自殺を未然に防ぐことができるはずである。

筆者が所属する防衛省では、二〇〇一年から自殺のポストベンション活動が始まった。不幸にして職員の自殺が発生した場合、現場からの要請に基づいて精神科医と心理職からなる二〜三名のチームが派遣され、三日間にわたって遺された周囲の人々のケアを行うという活動である。

この活動を通して、筆者らのチームは百件を越える自殺の事例に触れてきたが、そのほとんどのケースにおいて自殺に至る過程で、精神科治療が必要な状態が存在したことを認めた。その期間の長短、症状の軽重はケースによりさまざまであるが、抑うつ状態を主とする病的な状態が存在していることは明らかだと思われる。自殺が起きると多くの場合、原因は借財や職務上の悩みの問題であったと結論づけられるが、実際はそう単純ではない。ほとんどの場合複雑な要因が絡み合った結果として自殺が起きており、うつ状態などの精神科的問題もその一つとして影響を及ぼしているのである。言い換えれば冷静な状態で、覚悟の上での自殺はごく一部のケースにすぎず、多くの場合は精神科医療に結びつけることで、未然に防止できる可能性がある。

3　自殺予防と精神科医療

　このような自殺の現状をふまえると、精神科医療が自殺予防の中心的役割を担うのはごく自然なことだと言えるが、それだけでは不十分であることもまた事実である。自殺直前の急性期の対応のみを自殺予防として捉えるのではなく、より広い視野を持って取り組む必要がある。自殺問題を最終的に扱うのは精神科医療であるとしても、自殺は人に関わるすべての領域に関係する問題であるからだ。

　精神科におけるうつ病の治療は、薬物療法、休養、心理療法が中心になる。そして希死念慮を伴う急性期のうつ病の場合、自殺を防ぐには入院した上で、それらの治療を行う必要がある。

　希死念慮の強い急性期のケースを、カウンセリングのみで対応するのはあまりにも危険である。しかし逆に、薬物療法を中心とする治療だけでは本質的な自殺予防のためには、その効果が限られてしまうのである。

　そして現在わが国には医療、教育、産業、福祉など各々の領域で多くのカウンセラーが活動している。心理学を基盤とするカウンセラーは、人間に関わるすべての領域で活動しており、その範囲は精神科医療がカバーするものよりも明らかに広い。

　このような幅広い領域の中で、われわれカウンセラーは自殺予防という問題にどのように関わっていけばよいのだろうか。そしてそこでわれわれは何をすることができるのかについて、真剣に考える必要がある。

4　自殺予防活動から見えて来たもの

筆者はこれまで精神科医療などを中心とした臨床活動と、組織全体のメンタルヘルス活動の両方に携わってきた。組織のメンタルヘルス活動の中で特徴的なものの一つに、すでに述べた自殺のポストベンション活動と言われるものがある。自殺予防活動に携わったことのある方ならご存じと思うが、自殺予防には三つの段階がある。事前予防としてのプリベンション、直接介入を行うインターベンション、そして自殺発生時の介入としてのポストベンションである。（図2-1）

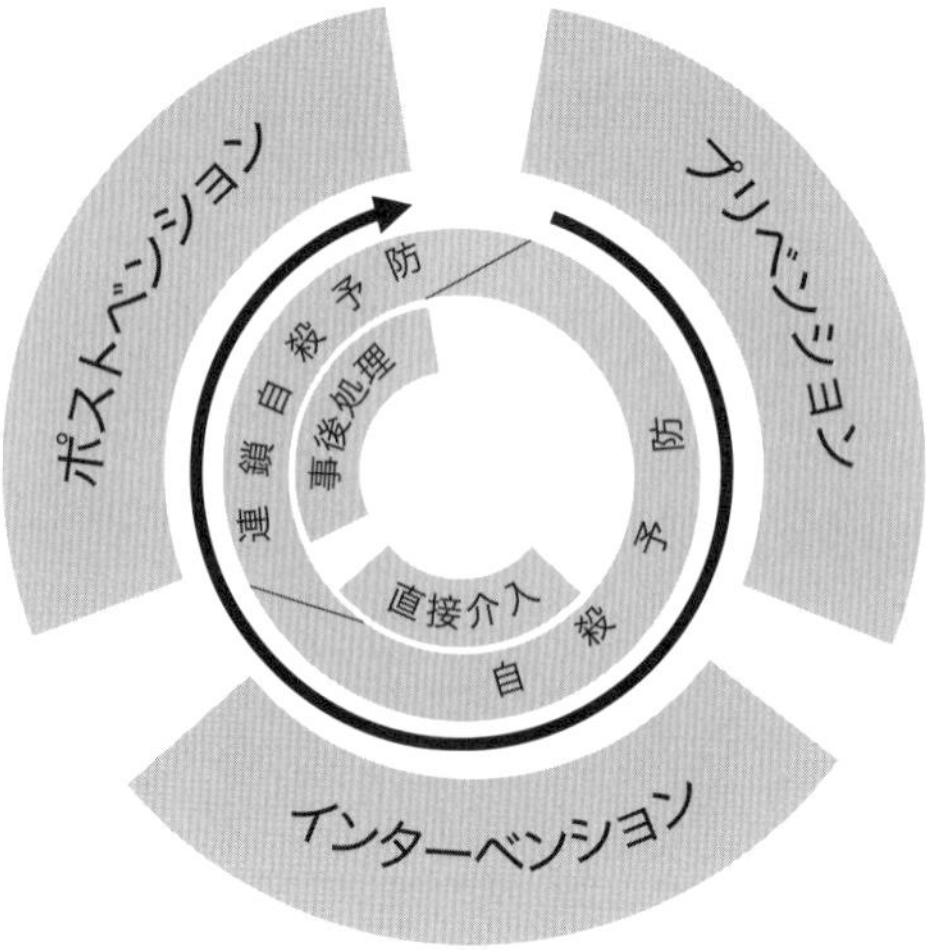

図2-1　自殺予防の循環モデル

ポストベンションとは、不幸にして自殺が発生してしまったときの事後介入であり、遺された人々に対するケアを行う活動である。しかしこの活動には、身近な人を自殺で失い遺された人々が、自殺の連鎖に巻き込まれないようにする狙いがある。その意味で自殺発生後の介入であるポストベンションも、次なる自殺を未然に防ぐための自殺予防の一環であると言うことができる。

筆者はこれまでに、五十件を超えるポストベンション活動に直接参加してきた経験を持っているが、この活動からは実に多くのものを学んだ。

ここでは日常的に行ってきた臨床活動と、自殺のポストベンション活動の両方から得られたことをもとに、自殺予防活動におけるつながりの意味について考えてみたい。

筆者が初めて自殺予防という問題に向き合ったとき、突き当たった一つの問題がある。それはクライエントの希死念慮をどのように理解するかということであった。当時の筆者の理解では、カウンセリングとはクライエントの半歩後ろに寄り添い、その主体的な決断を支援して行く過程であった。しかし精神科臨床の現場で出会うクライエントは、強い希死念慮を持っていることが多かった。自ら強く「死にたい」と思うクライエントに対して、筆者はとても自殺という決断を支持することはできなかった。その後経験を積む中で、筆者は希死念慮そのものが多くの場合、病的な心理状態の中で生まれるものであることを理解していった。そして現在の筆者は、カウンセラーはクライエントの意思決定を支援するが、その決定は落ち着いた冷静な心理状態の中で行われたものでなければならない、と考えている。筆者は自殺を「うつ状態などの病的な心理状態によって歪められた意思決定の結果であり、本人の正常な判断によるものではない」と定義している。希死念慮の多くを病的なものととらえることで、自ら死にたがるように見えるクライエントに向き合う要領をつかむことができたのである。

しかしながら実際のところ、自殺予防という問題に対して、われわれカウンセラーにいったい何ができるのだろうか。医師のように薬を処方すること、家族のように常に見守ること、そして職場の上司のように仕事の負担を減らすこと、何一つとしてカウンセラーにできることはないようにも思われる。

この問いに正面から向き合い、自分なりの答えを見つけることは非常に重要である。ここでは二つの事例を紹介して、検討を通してそのことをじっくりと考えてみたい。すでに述べたことではあるが、ここで紹介する事例もまた個人情報保護の観点から、相当部分を加工したものであることをお断りしておく。

二つの事例

1　【事例B】

Bさんは四十歳の男性で、自動車整備員として大手企業の整備工場で働いていた。四十歳になった時、社内の異動で転勤し、別の整備工場の責任者になることが決まった。Bさんのこれまでのまじめな勤務態度が評価されての大抜擢で、家族や周囲の同僚たちも心から祝福した。Bさん自身もはじめはとても喜んでいたが、少しずつ不安を感じるようになった。入社以来現場で働いてきたBさんは、整備の腕にかけては誰にも負けなかったし、自信もあった。しかし責任者となると部下の指導や工場全体の運営のことなども考えなくてはならず、そうしたことについてはほとんど経験もなかったので、不安はつのるばかりであった。

転勤の直前には少しやつれたように見えたBさんだったが、仕事ぶりはこれまで以上にまじめだったし、趣味として続けているジョギングも毎日欠かさなかった。二カ月後にはすでに参加を決めているフルマラソンも控えていて、そのためのトレーニングにも熱が入っているようだった。転勤先は他の県にある整備工場だったため、家族を帯同しての引っ越しとなった。

引っ越し作業の合間に見るBさんの表情を、妻は「少し疲れているな」と思うことがあったが、「仕事の心配もあって大変なのだろう」と、あまり深く考えることはなかった。

転勤後しばらくしてBさんは、徐々に元気をなくしていった。心配していたとおり、責任者としての仕事はわからないことばかりで、気持ちはあせる一方であった。実際には時間をかけて少しずつ慣れていけば良かったし、Nさんというベテランの部下もいてくれたので、詳しいことはその人と相談すればよいことになっていた。しかしもともと職人気質で、口数の少なかったBさんは、気軽に質問することができず、自分一人で問題を抱え込んでしまうようになった。NさんはBさんより年上であったこともあって、なんとかBさんの力になろうと思っていた。しかし転勤してきたBさんは、無口で気難しそうに見えたので、なかなか自分から声をかけることができずにいた。Nさんや他の部下たちも、初めて見るBさんに対して、もともと無口で気難しい感じの人なのだろうと理解するようになった。

それでも朝早くから夜遅くまで、一人で事務室にこもっているBさんに対して、Nさんたちはかなり心配していた。しかし週末には欠かさずジョギングを続けているBさんの姿を見ることができたので、部下たちも「それなりにうまくストレスを発散しているんだ」と安心したのだった。

Bさんの家族も実は大きな問題を抱えていた。小学生の一人息子は、もともと内気で友達も少なく、前の小学校でも休みがちだった。そのため今回の転校は、息子にとっても良い環境の変化になるのではないかと期待したのだが、実際にはそううまくはいかなかった。息子は転校してからさらに学校を休むようになり、最近はほとんど登校できなくなっていた。そんな中でBさんの妻は、夫の帰宅が遅くなっていることや、会話も減り疲れた様子が見られることを心配してはいた。しかし今は、息子の不登校の問題に気を取られることが多く、夫のことにはほとんど目を配っているゆとりがない状況であった。

そのような中で悲劇は起きてしまった。転勤から一カ月ほどが過ぎたある日の早朝、目を覚ました妻がBさんの姿が見えないことに気づいた。はじめはトイレにでも行っているのだろうと思っていたが、いつまでたってもBさんが帰ってこないため心配になり探してみたところ、自宅のガレージで首を吊って死んでいるBさんを見つけたのだった。

2 【事例C】

Cさんは三十代の既婚男性で、大学卒業後公務員として就職し、事務職として勤務していた。もともと明確な目標を持たずに就職したため、常に勤務態度は消極的であった。子どもの頃からアトピー性皮膚炎やぜんそくがひどくて、そのためか何事に対しても気後れすることが多く、性格的にもおとなしく目立たない人であった。

三十歳を過ぎた頃自動的に昇進し、職場の中間管理職となったが、それでも勤務意欲は湧かず、むしろアトピーは悪化し、体調は悪くなる一方だった。Cさんには同い年の妻と二歳になる娘がいた。

三十歳になってすぐ実家の父親が病没し、気持ちの整理がつく前に中間管理職として新しい仕事に就くことになった。新しい上司とは折り合いが悪く、勤務態度について注意を受けることが何度もあった。Cさんとしては新しい職務に就いたことで、心機一転して、何とか積極的に仕事に打ち込もうと思ったのだが、アトピーは悪化する一方で全身がただれ、頭髪まで抜け落ちる始末だった。

昇進して半年が経った頃、Cさんは初めて大きなプロジェクトを任されることになった。Cさんは連日職場に泊まり込んで、何とかその仕事をやり遂げようとがんばっていた。しかし上司の指導は厳しくて、中間報告に行くたびにミスを指摘され、「やる気はあるのか！」と怒鳴られるばかりであった。全身の激しいかゆみと痛みで、夜も熟睡できないことが多く、日中はボーッとして頭が働かなくなっていった。仕事上のミスも増え、何度も確認したはずが自分でも信じられないようなミスを繰り返すようになった。家庭ではささいなことでイライラすることが増え、妻に当たることが多くなった。二歳になる娘はかわいかったが、一緒に遊んであげるゆとりはなく、まともに子どもと向き合ってやれないことで、自分自身へのイライラはつのる一方だった。

職場での新しい仕事もまったくはかどらず、時間だけが過ぎていくような状態で、自分ではもうどうして良いのかわからなくなりかけていた。しかしある日のこと、いつも通り遅くまで残業していたCさんに、同じ課の先輩Oさんが「大変そうだけど大丈夫か？」と声をかけてくれたのだった。Cさんは話してどうなるものでもないと思ったが、仕事がうまくいっていないこと、体調が悪くて思ったように頑張れないことを打ち明けた。じつはOさんは無口で少し気むずかしい感じの人だったので、Cさんは以前から苦手に思っていたのだった。しかしこのときのOさんは、黙って頷きながらCさんの話を時間をかけて聞いてくれた。一時間近く話しながら、Cさんは体調の悪さを訴えるたびに「仕事ができないのは病気のせいだ」と言い訳をしているような気がしていた。Oさんからもそのことを指摘されるのではないかと、内心ビクビクしながら話していたのである。しかしOさんはそんなことを言わないばかりか、逆に「それほど辛かったとは知らなかった」と、Cさんの苦しみを理解してくれたのである。そして身体をこわしては元も子もないこと、できるだけのことをやればそれで良いのだということを話してくれたのだった。

Oさんに話を聞いてもらい多少気持ちが楽になったCさんだったが、逆に自分が言い訳をして、弱音を吐いているだけではないかという気持ちもあって苦しんだ。依然として進まない仕事を前にして、「死にたい」とまでは思わなかったが、「死にたいなんて思ってないよな?」と、結局死のことを考えている自分に気づいて驚いたのだった。

何とか仕事を進めようと、年末年始のほとんどを職場に泊まり込んで過ごしたCさんは、やっとの思いでその仕事を仕上げて上司の所へ行った。しかし結果はとても厳しいものだった。上司からはいくつものミスを指摘され、「真剣にやっているのか?」と怒鳴りつけられてしまった。Cさんは思い切って身体の不調を訴えたが、上司には受け止めてもらえず、逆に「投げ出されては困る」と突き放されてしまった。

Cさんはその瞬間、自分の中の何かが切れたような気がした。頭の中がボーッとして、しかし逆に妙に冴え渡ったような気がして、自分でも不思議な感じであった。そのまま夜遅くまで残って仕事の手直しをしようとしたが、いっこうにはかどらなかった。時間だけが過ぎていく中で、Cさんの焦りはどんどん強くなっていった。しかしその一方で投げやりな気持ちも強く、以前ほど仕事に真剣に向き合えなくなっていた。投げやりな気持ちにはなったが、「死ぬしかない」という方向には向かわなかった。むしろ「この仕事はもう無理だ」という方向に向かったのであった。その日の深夜に自宅に帰ったCさんは、日中の出来事をすべて妻に話し、「自分はもう限界であること、上司に理解してもらえなかった以上、退職するしかないと思うこと」などを伝えた。

Cさんの話を聞き終えた妻は、「それほど辛いのなら辞めてもいいよ」と言ってくれた。幸い妻も仕事を持っているので、Cさんが退職しても今すぐに困ることはないだろうと思われた。仕事中どんなに苦しくても涙を流さなかったCさんだが、このときばかりは涙をこらえることができなかった。妻とともに泣くだけ泣いてその夜を明かしたのであった。

Cさんのケースでは、その直後に上司が急な異動で他の部署へ移ってしまったことをきっかけに、大きな環境の変化が訪れた。上司が転勤したからと言ってすぐにCさんが楽になったわけではない。しかし新しい上司がCさんの病気に理解を示し、Cさんと話し合った結果、しばらく入院して身体を治すことを勧めてくれたのである。Cさんは二週間の休暇を取り、アトピー性皮膚炎専門の病院に入院することになった。Cさんは結局精神科を受診することはなかったが、完全に仕事から離れ、かゆみ止めのための安定剤なども使って、しっかりと休養を取ることができた。また同室の患者たちとは、同じ苦しみを持つもの同士で心を開き、お互いの苦労を素直に語り合う機会を持つことができた。

生と死を分けるもの

1　うつだけが自殺の原因ではない

ここまでBさんとCさん二人の事例を紹介してきた。Cさんは自殺に至らなかったケース、Bさんは残念ながら自殺という悲しい結果に至ってしまったケースである。ここではこの二つの事例を振り返り、比較することで、何がその結果に大きな違いをもたらしたのかについて考えてみることにしよう。しかしながらそうは言っても、たった二つの事例を比較しただけで何か大きな発見をできるとは思えない。自殺の事例はまさに百人百様であり、どれひとつを取ってもまったく同じものなどありはしないのだ。百人の人に百通りの人生があるように、自殺にいたる過程もまたそれぞれがまったくの独自性を有しているのである。

そのことを理解した上でもなお、筆者はあえてこの二つの事例を比較検討することで、自殺予防についてのかなり本質的なことを考えるきっかけを得ることができるのではないかと思っている。

BさんとCさん二人の明暗を分けたものはいったい何だったのであろうか。仮に精神医学的な視点のみからこの点を考えると、単にBさんはうつ病であり、Cさんはそうではなかったということになってしまうかもしれない。筆者自身も、「自殺とはうつ状態によって歪められた、病的な心理状態によって行われた意思決定の結果である」という定義を持っている。ほとんどの自殺は、その瞬間うつ状態の影響を受けて発生するというのが筆者の基本的な考え方である。しかしながら実際にその人が自殺に至ってしまうかどうかは、その人のうつ状態の程度によってのみ左右されるわけではない。もちろんうつ状態が重い人ほど自殺のリスクが高いことは確かである。しかしながら自殺の原因は単一ではなく、複数の原因が重なり合って起きるということが知られているとおり、うつ状態の程度以外にも結果を左右する複数の要因があることを忘れてはならない。

2　自殺の危険因子

高橋（二〇〇六）は自殺のリスクを評価するための尺度として、十項目からなる自殺の危険因子（表2―1）を紹介している。自殺の危険因子には心理、社会、生物学的なさまざまな要因が含まれていて、これらの危険因子を多く満たす人ほど、将来自殺する危険が高いと考えることができる。ただし、ある項目をどの程度満たしたからリスクが何倍に増加するというようなものではない。しかしながら各項目を満たせば満たすほど、自殺のリスクは確実に高くなっていくことは間違いない。したがって私たちが、自分や身近な人の自殺予防について考える

表2-1　自殺の危険因子

自殺未遂歴	自殺未遂の状況，方法，意図，周囲からの反応などを検討する。
精神疾患	気分障害（うつ病），統合失調症，パーソナリティ障害，アルコール依存症，薬物乱用
十分なサポートが得られない	未婚者，離婚者，配偶者との離別
性別	既遂者：男＞女　　未遂者：女＞男
年齢	中年男性にピーク
喪失体験	経済的損失，地位の失墜，病気や外傷，訴訟を起こされるなど
自殺の家族歴	近親者に自殺者が存在するか？（知人に自殺者を認めるか？）
事故傾性	事故を防ぐのに必要な措置を不注意にも取らない。慢性疾患に対する予防あるいは医学的な助言を無視する。
独特の性格傾向	未熟・依存的，衝動的，完全主義的，孤立・抑うつ的，反社会的
児童虐待	身体的，性的，心理的虐待

（高橋祥友『新訂増補 自殺の危険――臨床的評価と危機介入』2006）

場合、このリストに沿って各項目がどの程度該当するのかを確認することによって、ある程度は自殺のリスクを予測することができる。また、該当する項目について、具体的な対策を立てることで、リスクを軽減することもできると考えられる。しかしながらリスクを軽減するための具体的取り組みについて考えてみると、十項目の中でそれが現実に可能なのはいくつもないということに気づかされるのである。これらの項目はあくまでも直接自殺の防止策に結びつくものではなく、そのリスクに気づくための目印に過ぎないからである。

もちろん自殺予防を、人の生涯にわたって取り組むべき大きな問題として捉えるならば、児童虐待や性格傾向、喪失体験などについても長期的な視点に立つ具体的な対処を施すことはできる。しかしながら、今ここで起きようとしている自殺を防ぐという、より直接的で危機介入的な場面では、それらの項目に対する即効性ある対処はきわめて難しいと言える。

3　直接対処可能な危険因子

それでは自殺の危険因子のうちで、われわれカウンセラーがある程度期限付きの関係の中で、効果的な対処を行うことができる項目とは何であろうか。

筆者は精神疾患と、サポートの不足の二項目がそれに該当すると考えている。

すでに述べたように自殺と精神疾患はきわめて密接な関係にある。自殺する人がすべて精神疾患にかかっているというわけではないが、自殺者のほとんどが死に至る前に、うつ状態などの精神科受診を必要とする状態にあったと言われている（図２-２）。そのため、自殺を水際で防止するためのもっとも効果的な対策は、うつ状態などの病的な心理状態に気づき、早期に精神科治療に結びつけることであると言える。これは非常に効果的な手段であるが、あくまでも水際の対処であり、本質的にその人の自殺のリスクを低下させるような取り組みではない。カウンセラーとしてのわれわれが、より効果的な自殺予防について考える時、精神科受診は非常に効果的な手段であっても、多くのケースにおいてそれは本質的な問題解決にはなり得ないことを知っておく必要があるのだ。

それに対してサポート不足の項目への対処は、より持続的で本質的な働きかけを可能にするものとし

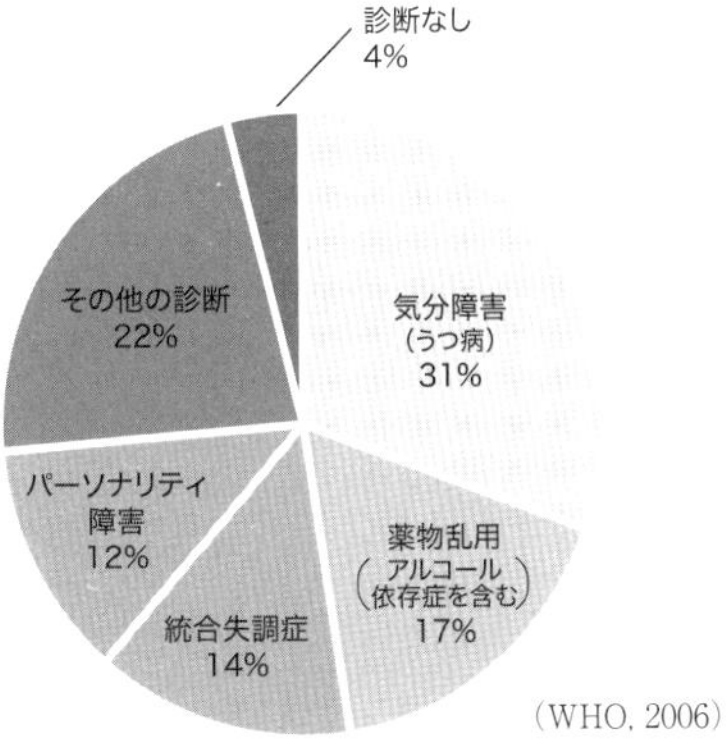

図2-2　心の病と自殺の関係

て期待できる。ここで言うサポートとは、家族や友人、そして職場の同僚や上司など、周囲の人々から得られるさまざまな援助のことである。それでは自殺予防において周囲の人々からのサポートが、どのような意味を持つのかということについて考えてみよう。

4　サポートの不足がもたらすもの

筆者がこれまでに経験した自殺のポストベンション活動の中でも、多くのケースでサポートの不足が自殺の原因のひとつとなっていた。独身、単身赴任、離婚、あるいはもともと友人が少ないなど、何らかの理由で周囲との関係が絶たれてしまった場合など、周囲の人々との関係が量的に不足している場合がその一つである。そして二つめとして、家族や友人がいてもその関係があまりに希薄である場合などのように、サポートが質的に不足しているという状況もある。いずれの場合も身近な人からのサポートの不足は、表2−2のような影響を及ぼすと考えられる。

表2-2　サポートの不足がもたらすもの

1. 心理的な支えの不足
2. 具体的問題解決スキルの獲得機会の減少
3. 異状に気づく機会の減少
4. 危機介入機会の減少

まず第一に、心理的な支えの不足である。身近な人からのサポートが得られない、あるいは身近な人それ自体が存在しないような環境は、私たちに強い孤独を感じさせる。そしてそのような状況は、誰からも支えられる価値のない自分を意識させ、私たちの自尊心を低下させてしまう。

第二に、具体的な問題解決スキルの獲得機会を、減少させてしまうことがあげられる。私たちは何か困った問題に直面した時、いつも自分の力だけで乗り越えていくわけではない。周囲の経験豊富な人から、どうすればよいかについて教えてもらい、解決していくことの方がずっと多いのである。しかしサポートが不足している状況は、こうした具体的な問題解決スキルを獲得する機会をも、私たちから奪ってしまうのである。実際の自殺の事例でも、身近な人や専門家に相談しておけば、自殺という結果にいたらなかったと思われることが多い。

身近な人からのサポートの不足が及ぼす第三の影響は、異状に気づき自殺を直接制止する機会が失われてしまうことである。すでに述べたように自殺は多くの場合、うつ状態など異常な心理状態の中で起きる。このような異常な心理状態にあることを、本人や周囲の人が気づき、適切な対処を行うことができればよいが、実際はそれほど簡単なことではない。まず本人が混乱した状態で、自分自身の異状に気づくのはかなり難しいと思われる。仮に気づいたとしても、さまざまな理由で冷静に対処することはそれ以上に難しいのである。したがって自殺を未然に防止するためには、周囲の人が心理的な異状に気づき、直接介入して制止する必要がある。しかしながら先に述べたような身近な人々からのサポートが不足するような環境では、その人の異状が誰にも気づかれず、必要な処置が施されないままになってしまうことが起こりやすいのだ。

心理的支えの不足、具体的問題解決スキル獲得機会の減少、そして異状への気づきと直接介入機会の喪失、などの理由によって身近な人々からのサポートの不足は、自殺の危険を大きく高めてしまうと言えるのである。

しかしながらこのことは逆に、周囲の人々のサポートが身近な人の自殺を未然に防ぐための鍵となり得ることを示している。

5　明暗を分けたサポートの質と量

BさんとCさんのケースの明暗を分けたのは、まさに身近な人々から得られたサポートの質と量の差であったと言うことができる。

まずCさんの場合は、妻の存在が非常に大きかったと言える。Cさん自身が、自分の苦しさをあまり押さえ込まずに言葉で表現する人であったことも幸いして、妻はCさんの苦しみや異状に気づき、それを温かく受け止めることができた。Cさんがギリギリまで追いつめられた時、その苦しみを受け止めた上で、「退職したい」という思いを否定せずに受け止めることができた。そのことで無意識に「死」という言葉にとらわれ始めていたCさんも、完全に逃げ道を失うことはなかったのだ。

またCさんにとって、職場の先輩Oさんがじっくりと話を聞いてくれたことも大きな支えになったし、何よりも新しい上司がCさんの心身の異状に気づき、治療を勧めてくれたことも大きな意味を持った。これらの周囲の人々のサポートによって、Cさんはギリギリのところで立ち止まることができたのである。妻とOさん、そして新しい上司はお互いに連携を取ったわけではないが、それぞれの立場でCさんを支えたのだ。重要なただ一人のサポートだけがCさんを支えたのではなく、Cさんを取り巻くさまざまな人のサポートが積み重なって、結果としてCさんの命を救ったと言うことができる。

Cさんは結果的に精神科受診をすることなく回復していったが、おそらく当時は中程度のうつ状態にあったと思われる。精神科におけるうつ病の治療は受けなかったが、アトピー性皮膚炎の入院治療は、心身共に疲れ切っていたCさんに完全休養の機会をもたらし、結果的にうつ状態も回復していったのである。

次にBさんの場合を考えてみると、ここでもやはり妻が重要な役割を果たしていることがわかる。Cさんの場合と同様に、Bさんの妻も夫の異状にある程度は気づいていた。しかしBさんの妻は、Bさんがまさか自殺を考えるほど精神的に追いつめられているとは夢にも思わなかった。帰宅が遅いこと、口数が減っていること、疲れの色が濃く見えることなど、確かに気になることは多かった。しかしそれはBさんが昇進し、未経験の仕事に就いたので、「これくらい疲れるのは当然なのだろう」という考えに納得してしまったのである。

また、弱音を吐かず苦しいことも、ぐっとこらえて乗り越えていくBさんのねばり強い性格も災いして、Bさんの苦しみは妻には伝わらなかった。

職場の部下たちもBさんの異状に気づいてはいた。しかし転勤直後であったためBさんの本来の性格を知らず、Bさんの変化がどれほど大きなものであったかに誰も気づかなかった。Bさんは本来もの静かで穏やかな人であった。しかし転勤を境に、Bさんは少しずつうつ状態になり、新しい職場ではむしろ無口で気難しい人という印象を持たれていた。部下たちがもともとのBさんの性格を知っていたならば、ここ最近のBさんが明らかに異常であることに気づくことができたはずである。転勤などの環境変化に合わせてうつ病が発症した場合、このようなことがよく起きる。環境の変化は周囲との関係の変化でもあり、周囲からのサポートが得られにくくなる時なのだ。そのような状況の中でBさんのうつ病は誰にも知られることなく進行していったのである。

このようにBさんとCさんのケースを比較してみると、周囲の人々のサポートの違いが結果の明暗に大きく影響していることがわかる。Cさんの異状に妻やOさんが気づき支援の手が差し伸べられたのに対して、Bさんの場合は周囲に気づかれながらも支援に結びつくことはなかった。うつ状態の程度や周囲の環境など、さまざまな違いがあるため、単純に比較することはできないが、周囲のサポートの違いが結果に大きな影響を及ぼしたことは間違いないであろう。

筆者は数多くの自殺のポストベンション活動の中で、身近な人を自殺でなくしてしまった多くの方々に会い、貴重な話を聞いてきた。その体験を通して筆者は次のようなことを感じてきた。

6　誰の責任でもない

それはほとんどの自殺のケースで、周囲の人はごく普通に生前の故人に接し、家族、友人、あるいは組織の仲間として、それぞれの立場でしっかりとサポートしていたにもかかわらず、結果的に自殺が起きてしまったということなのだ。そして筆者は、それらのポストベンション活動の中で、遺された人々に対して「皆さんはそれぞれの立場でできる限りのことをしたと思います、皆さんが責任を感じる必要はないと思います」と話してきた。これは決して気休めではなく、分析結果に基づく真実なのである。

心理学や精神医学の専門家が専門的な分析をしても、遺された人が自分を責めなければならない理由が見つかることはほとんどない。Bさんのケースのように、周囲の人々のサポートに問題があったように見える場合でも、それは自殺が起きてしまってから振り返ってみて、初めて見えてくることに過ぎない。自殺という取り返しのつかない結末が訪れて、初めて周囲の人々は自分たちの関わりに問題があったと感じるし、われわれ専門家もそのような分析をすることができるのである。Bさんのケースでは、妻や職場の部下たちがBさんの異状に気づかなかったことを問題点としてとらえた。しかしながら冷静に考えてみると、妻や部下たちにもそれぞれ事情があったことがわかる。

まず妻はBさんの転勤に伴い、妻自身も初めての転居を経験することになった。仕事に忙しいBさんと不登校気味の息子を抱えて、妻はたった一人で転居に伴う、さまざまな手続きや作業をこなさなければならなかった。どうにか引っ越しは終わったものの、息子の不登校はさらにひどくなり、妻の気持ちはあせる一方であった。そのような中で夫は毎日疲れ切ったように見えたが、妻の方もこうした問題を抱えて、それ以上夫のことに気を配る余裕など無かったのである。

いっぽう部下たちの事情はこうであった。彼らはこれまでBさんとまったく面識がなかったため、もともとのBさんがどのような人なのかを知らなかった。Bさんのうつ病は、おそらく転勤の前に発症していることから、誰もBさんの変化に気づけなかったのである。

それでも彼らはBさんがかなりストレスをため込んでいることに気づき、何とか力になろうと努力はしていた。しかしうつ病の症状として、対人関係がギスギスするようになっていたBさんは、もともと気難しい人なのだろうと理解されてしまったのである。

このようにBさんのケースではさまざまな事情があって、妻や部下のサポートは、本来の役割を果たすことができなかった。Bさんの自殺という結果を受けて、彼らは激しく自分自身を責めることになるのだが、本当は誰も彼らを責めることなどできないのである。

7　必要条件としてのサポート

このように書いてしまうと、結局のところ周囲の人々が、適切なサポートを提供できなかったとしても仕方はない、という結論になる。そうなるとわれわれは、せっかく見え始めた自殺予防の鍵としてのサポートという希望を再び見失うことになってしまう。

確かに私たちは多くの自殺に対して、周囲の人々の対応について責任を問うことなどできない。それらのほとんどは、あくまでも後で振り返ったからこそ言えることだからである。しかしながらわれわれが今、あらためてこれからの自殺予防について考えるならば、それらのケースの中から学ぶべきことは多い。誰か特定の人々を責めるのではなく、その中から少しでも次に活かせることを拾い上げていくことが、不幸にも命を落とした人々に対するせめてもの供養になると思う。

言い換えれば、自殺予防において周囲の人々のサポートの質と量は、十分条件ではないが必要条件であるということになる。たとえばこの程度サポートがあれば自殺は防げる、という基準があるわけではなく、サポートの質と量が満たされれば満たされるほど、自殺を防ぐ可能性は高くなるというわけだ。

社会全体の問題としての自殺

1　群れの中で生きる人間

筆者は、カウンセラーとは関係性の専門家であると考えている。カウンセラーは、まずクライエントとの間に温かく信頼に満ちた関係を築き、クライエントの自殺を直接予防する。さらにカウンセラーは、組織や学校、地域を通して、社会全体に働きかけ、人々が互いに良好な関係を築き、それを育んでいくための手伝いをすることで、間接的に自殺を防ぐ努力をするのである。

人間は本来、個として存在する生き物ではなく、群れという社会の中で生きる存在である。産業革命以降、加速度的に複雑さを増していく社会構造の中で、私たち人間は本来の姿を見失いかけているように思われる。自分のメンタルヘルスを、自分一人の閉じた回路の中だけで処理することは、かなり難しいことなのだ。私たちは何か難しい問題に直面した時、群れの中でお互いに回路をつなぎ合って、問題を、情報を、そして感情を共有することで相互に支え合い、ともに乗り切ってきたのである。危険因子のひとつ、サポートの不足という視点から見れば、自殺は単にうつ病を中心とした個人の問題ではなく、個と個をつなぎ合わせて存在するはずの集団、すなわち社会全体の問題として考えなければならないことなのである。

先に紹介したBさんのケースにおいて、まずBさんはうつ病にかかることによって、その症状の影響で周囲との関係が疎遠になってしまった。このことがBさんに対するサポートが不足した第一の理由である。

次に家庭や職場という集団の側にも問題があった。まず家庭は、初めての引っ越し、息子の不登校という難しい問題を抱え、家族相互を支えあうという本来の機能を失っていた。とくにBさんの妻は、それらの問題を自分一人で抱え込まなければならなかったし、さらに新しい土地に引っ越した直後であったため、近所に相談できる人がいなかった。本来であればBさんの最も近いところで支えになったはずの妻が、この時だけはBさんを支えるだけのゆとりを失ってしまったのである。

職場の方はというと、家庭のような問題を抱えていたわけではなかったが、新しく転勤してきたBさんに関する情報が、まったく伝えられなかったために、Bさんを支えることができなかった。職場という集団もまた、Bさんという個を上手に受け入れ、支えることができなかったのである。

2　カウンセラーに求められること

以上のことから自殺予防について考えると、いまカウンセラーであるわれわれがしなければならないことは、まず自殺が決して限られた人々だけに起きる問題ではない、ということを認識しておくことである。そして目の前のクライエントにしっかりと向き合う必要がある。うつ状態などの病的な心理状態によって歪められた意思決定の結果である自殺を防ぐためには、クライエントとの間に強い信頼関係を構築しなければならない。同時にクライエントに必要な治療や休養を勧める。希死念慮のあるクライエントとのカウンセリングにおいては、クライエントの死にたい気持ちを否定することなく、受け止めなければならない。自殺という行為そのものの実行は否定するが、死にたいほど苦しい気持ちは否定してはならない。徹底的な共感的理解により、クライエントの苦しみに寄り添い、理解しようと努力するのである。このような関わりを続けながら、カウンセラーは何よりもクライエントに死んでほしくないというカウンセラー自身の思いを伝えていく。「死んではならない」と「死んでほしくない」という言葉の違いをわれわれはよく理解しなければならない。

われわれカウンセラーが、最終的にクライエントの自殺を防ぐために持っているのは、クライエントとの間に築かれた関係性、つながりだけである。生と死の狭間で揺れ動くクライエントの心に、カウンセラーの顔が浮かび上がるかどうかが重要なのである。

そしてカウンセラーは、クライエントと向き合うだけではなく、クライエントを取り巻く周囲の環境にも働きかけて行く。個人に対するサポートの不足は、限られた一部の人々だけの問題ではなく、関係するすべての人々からの総量として考えられるべきだからである。人は誰か重要な一人に支えられているのではなく、複数の小さなつながりによって支えられている。それらの小さなつながりはそれぞれが互いに結びつくことによって、より有機的でしなやかなサポートを生み出していくのである。私たちはさらに広い視野に立ち、社会全体に働きかける必要がある。人と人がそれぞれの立場に応じた良好な関係を築き、集団として互いを支え合い、個に発生した異状に気づき、その解決を支援するという正常な機能の発揮を支援する必要がある。

遺された人のケア（自殺のポストベンション）

ここまで自殺予防のために、われわれカウンセラーができることは何かについて考えてきた。それはまさにカウンセラーの専門性である、つながりで支えるということであった。すでに述べたように自殺を最後の水際で食い止めるのは精神科医療であり、われわれカウンセラーはさらに幅広く、専門家として社会全体に働きかける役割を果たすのである。このようにして自殺予防は、一部の限られた人々だけが取り組む問題ではなく、社会全体が関わる問題として認識されなければならない。しかしながら仮にそのようにして、万全の自殺予防対策がとられたとしても、自殺を完全に防止することは難しい。ここでは不幸にして自殺が起きてしまったとき、遺された人々に対してどのようなケアが必要かということについて述べる。

1　遺された人の反応

身近な人の自殺を経験した人は、きわめて強い心理的影響を受ける。自殺によって遺された人々が受ける心理的影響は、多くの場合一過性のものとして解消するが、中には不安障害、うつ病、ＡＳＤ（急性ストレス障害）、ＰＴＳＤ（心的外傷後ストレス障害）、アルコールや薬物の乱用などを引き起こす場合もある。そしてこれらの症状と複雑な心理状態によって、遺された人もまた自殺の危険にさらされることがある。

遺された人々の心理状態はきわめて複雑である。驚愕、悲嘆、不安、恐怖、怒りや自責など、さまざまな感情が入り交じり、混乱した状態にある。病気や事故による死別の場合と異なり、自殺の場合このような複雑な反応が起きるのには理由がある。それは自殺という現象そのものが、得体の知れないものとして受け止められているからである。身近に自殺が発生したことだけで、遺された人々は強い不安や恐怖を抱く。さらに自殺の本当の原因は身近な人にも理解できないことが多く、さまざまな「なぜ？　どうして？」という思いがわき起こる。しかしながらこうした問いのほとんどに答えを見つけることは困難で、身近な人が亡くなったにもかかわらず、その理由さえわからないという状況におかれてしまう。この状態は非常に不安定な心理状態をもたらし、遺された人々に対して堪え難い苦痛を与えるのである。それでもなお遺された人々は、「なぜ?」という問いを発し続けざるを得ない。さらにこの「なぜ?」は、自殺をタブー視する傾向のため、遺された人々の胸中だけで問いかけられるため、思考の悪循環に陥りやすい。そして最終的に多くの人が、「自殺の責任は自分にあったのではないか」という考えにいたってしまうのである。

たとえば筆者が自殺のポストベンションで出会ったケースでは、職場の上司が自殺した原因について、ある若い職員は間違いなく自分の責任であると信じていた。その職員は自殺の前日に、ある職務上のミスを犯して故人から指導されていた。カウンセリングの中でその職員はむせび泣きながら、上司を自殺に追い込んだのは自分のミスのせいに違いないと打ち明けたのだった。しかしながら周囲の話によると、その職員が犯したミスはごく小さなもので、自殺の原因となるようなものではなかったことがわかった。実は亡くなった上司は、多額の借財を抱えており、二カ月ほど前から調子を崩して精神科を受診していたのである。このような情報を持っていれば、借財のストレスによるうつ状態こそが上司の自殺の原因ではないかと推測することができる。しかしながら先ほどの若い職員は、そうしたことをまったく知らなかった。さらに自殺が発生したあと、職場では皆が自殺を話題にすることを避けるようになったために、若い職員が事実を知る機会はなかったのである。

この例からもわかるように、身近な人の突然の自殺は、遺された人々に大きな影響を及ぼす。冷静に考えれば誰の責任でもないのに、当事者にとってはすべてが自分の責任であるかのように思われてしまうのである。

こうした自責感の他にも不安、恐怖、イライラなどの感情が渦巻いて、遺された人々を苦しめる。さらに自分一人で逝ってしまった故人に対する怒りや、長期間の看病などから解放された安堵感など、とても口に出せない複雑な感情に襲われることもまれではない。

そして身近な人を自殺で亡くした時の反応は、遺された個人にのみ現れるわけではなく、職場や家族などの集団にも複雑に現れる。先ほどの例にも見られたように身近な人の自殺は、職場や家族の中でタブー視されることが多い。自殺というよくわからない現象に対する不安と恐怖、自殺は人生からの逃避であり悪であるという誤解がその背景にある。身近な人、大切な人を失いながら、その死について自由に語ることができない苦しみは、想像を絶するものがあるだろう。こうした雰囲気の中で人々は情報不足となり、相互に疑心暗鬼の状態に陥っていくことも多い。職場などでは根も葉もないような噂が飛び交うこともあるし、厳しい上司に怒りの矛先が向けられてしまうようなことも起こりやすい。

2　ポストベンション活動の概要

このように身近な人の自殺に遭遇したとき、遺された個人や集団には複雑な反応が現れるのが普通である。それでは次にこうした問題に対して、われわれカウンセラーがどのように専門性を発揮して、対処すればよいのかについて説明する。

筆者がこれまで取り組んできた自殺のポストベンション活動は、精神科医やカウンセラーがチームとして介入して行うもので、個別カウンセリングやグループカウンセリング、集団に対する教育などさまざまな手法が一つのパッケージとしてまとめられている。ここでは個別カウンセリングでの一般的な対応要領について説明する。ポストベンション活動の詳細については他書『自殺のポストベンション』（医学書院）、『自殺予防カウンセリング』（駿河台出版社）を参照されたい。

身近な人を自殺で失い、遺された人々に対するカウンセリングを行う場合、最も大切なことは、遺された人々の心理状態をよく理解しておくことである。それはすでに述べたように、自責感、不安、恐怖、イライラ、そして怒りや安堵感などが混ざり合った複雑な状態である。そしてさらに集団としての反応も重なって、よりいっそう混乱した状態にあるのが普通である。そのことを理解した上で、しっかりとした休養を勧めることと適切に情報提供を行うことの二点がケアの基本となる。当たり前のことだが大切な人をなくし混乱している人に、無理な感情表出を勧めることは危険である。まず必要なのは少しでも休養を取れる環境を確保すること、そして誰かが寄り添い温かく見守ることであろう。混乱や消耗が激しい場合には精神科受診を勧める必要もある。自殺直後の混乱した時期を乗り越えるためには、ある程度の時間が必要になる。しかしその時間の過ごし方が重要であり、それはできるだけ安全な時間であることが求められる。こうした急性期が過ぎると、少しずつ情報提供を行っていく。情報提供の中身はさまざまである。たとえば大切な人を突然亡くしたときに、このような混乱した心理状態に陥ってしまうことは当然であること、今後現れるかもしれない反応や症状とその対処要領についてなど、少しでも不安を軽減できるような情報を少しずつ伝えていく。そして情報提供の中で最も大切なものは、遺された人の自責感を少しでも和らげるような情報である。

すでに繰り返し述べたように、遺された人は自殺の責任を自らに内在化させやすい。本来感じる必要のない責任を感じたり、ごく小さいはずの責任を過大に背負い込んでしまいやすいのである。ポストベンションのカウンセリングでは、こうした状態のクライエントに対して、自殺が発生した背景について客観的な事実を伝えていく。考えてみれば当たり前のことなのだが、ほとんどの自殺はたった一つの出来事だけが原因になって起きるわけではない。筆者が取り組んできた自殺のポストベンション活動の経験からも、ほとんどの自殺は複数の要因が重なり合った結果として起きている。そして多くの自殺が精神疾患の影響を受けていることも事実である。遺された人が故人に影響を及ぼすよりも前に、精神疾患の存在が自殺の大きな原因になっているのである。こうした情報を少しずつ遺された人であるクライエントに伝えていく。しかしこれらの情報提供の際にはいくつかの注意が必要である。その一つは、情報提供が説得になってはいけないということである。この時期にクライエントが自責的になり、混乱するのは、自殺発生直後の自然な反応なのである。そのため情報提供に先立って十分な休養を取る必要があるのはすでに述べた通りである。そして情報提供の段階にいたっても、そうした情報を押し付け、自責を和らげるための理解を強要するようなことがあってはならない。われわれカウンセラーはクライエントが少しでも自責を和らげることができるような情報を提供するが、それを受け入れるかどうかはクライエント次第なのである。その意味でカウンセラーは自責を和らげるというよりは、自責を和らげることができる理解のヒントを提供していると言えるかもしれない。

次に遺された人が気持ちの整理を進めていく過程は人それぞれに異なり、大きな個人差があるということである。比較的短い期間で一応の落ち着きを取り戻す人がいる一方で、長い間悲嘆にくれる人もいる。また大切な人の自殺をどのように理解して受け入れていくかも、人によってさまざまである。したがって遺された人に情報提供を行う場合、それらの個人差をよく理解しておく必要がある。繰り返しになるがここで行う情報提供は、遺された人が少しでも楽になるために行うのであって、決して専門家の理解や解釈を押し付けるために行うのではない。たとえ遺された人の理解が事実と異なっていても、もしそれがその人を少しでも楽にするのであればそのままにしておく方がよいと思う。たとえば筆者がこれまでに行ってきたポストベンション活動の中で、何度か遺された人々から「故人は自ら死を選ぶことで楽になったのだと思う」という声を聞いた。筆者の考えでは、自殺はうつ状態などの混乱した心理状態によって歪められた意思決定の結果起きるものであり、本人の意思によるものではない。しかし遺された人が前述のように理解することで、少しでも落ち着くことができるのならば、あえて筆者の考え方を押し付けようとは思わない。ただこうした遺された人の理解の裏側に、どのような思いが隠されているかには注意が必要である。自ら死を選んだという理解の裏側には、大切な人に見捨てられた、裏切られたという思いが見え隠れする場合が多い。このように一例をあげただけでも遺された人の心理状態は複雑である。彼らを楽にするための情報提供を適切に行うためには、この複雑さをよく理解した上で個々のケースを丁寧に観察して対応していかなければならない。まずはじっくりと寄り添い、時間をかけて少しずつ遺された人の苦しみと、思考過程を理解する努力を払うことが重要なのである。

第二章では、自殺予防という極めて難しい問題について考えてきた。自殺は得体の知れない現象であると考えられ、人々は強い不安を感じたり、あるいはそこから目をそらそうとする。真剣に自殺を予防するためには、われわれは自殺についてもっと良く知る必要がある。自殺に対する情報不足と誤解が不安の原因だからである。

その上で自殺予防のために最も重要なものは、人と人がつながり合い相互に気づき、支え合うような関係性を、それぞれの集団の中に取り戻すことである。われわれカウンセラーは、クライエント個人と向き合うだけでなく、関係性を扱うその能力を、より広く社会全体に向けて発揮していかなければならない。

Column

自殺とターミナルケア 2

筆者の友人にターミナルケアを専門にしている人がいる。以前その友人がホスピスの相談員として勤務していたときに、筆者は友人の職場を訪ねてホスピスの施設を案内してもらったことがある。

当時筆者自身も病院の精神科に勤務していたが、はじめて入るホスピスの病室の中でとても複雑な気持ちになったことを覚えている。担当するすべてのクライエントが死を間近にした人々であるという、その事実に圧倒される思いであった。そのような中で日々の臨床に向き合い続けている友人に対し、筆者は心から感心すると同時に、なぜそのようなことができるのかという関心を持った。

そのことを友人に問いかけてみると、彼女は次のように答えてくれた。「人が病気になって亡くなるのは悲しいけれど、それは自然なことだと思う。むしろあなたが向き合っている自殺という問題の方がわかりにくく、支援者にとっては辛い問題だと思う」と。

確かに人は生きたいと思うのが自然な姿である。何とか支えようとする支援者の手を、すり抜けるように離れていく自殺は、遺された人々に複雑な思いを抱かせる。こうした体験から筆者は、自殺という現象について深く考えるようになった。そして最終的に、自殺はクライエント自身の意思決定によるものではないという理解にたどり着いたのである。

第三章　惨事ストレスケア

惨事ストレスとその反応

1　惨事ストレスとは

筆者は防衛省・自衛隊という組織に所属しているため、これまで惨事ストレスケアに関する活動を数多く経験してきた。防衛省・自衛隊は防衛出動や災害派遣など、危険を伴う現場で活動することが求められるため、組織として惨事ストレスへの対処のあり方を検討してきた。

惨事ストレスとは、生命の危険を感じさせるような悲惨な体験によるストレスのことであり、

ASD（急性ストレス障害）やPTSD（外傷後ストレス障害）などの原因となることもある。生命の危険に直接影響するものとしては、身近なところでは自然災害や交通事故、そして犯罪被害などがあげられるだろう。自分自身に直接生命の危険がなくても、上記のような現場で悲惨な状況を目撃すると、同じような症状や反応が現れることがある。本書では惨事ストレスを、直接生命の危険があったかどうかで区別せず、悲惨な体験によるストレスと定義することによって、幅広くとらえることにする。

ではは惨事ストレスはわれわれの心身にどのような影響を及ぼすのであろうか。惨事ストレスを受けることによって発症するASDやPTSDなどでは、侵入、過覚醒、麻痺などの症状が現れることが知られている。しかし惨事ストレスによる影響は、実際にはさらに複雑で多岐に渡るものである。ここでは惨事ストレスを体験した人がどのような影響を受けるのかについて、主に心理面の変化について説明することにする。

自殺のポストベンションについてはすでに前の章で述べたが、この活動もまた惨事ストレスケアの一環として行われたものである。自殺が惨事ストレスとして扱われることに、違和感を抱く方もいるかもしれないので、若干の説明を加えることにする。身近な人の死は、遺された人々に深い悲しみを与えるが、それが突然の自殺によるものであった場合の衝撃は、計り知れないものがある。自殺の場合はその原因がはっきりわからないことが多いため、遺された人々は激しく混乱したり、強い自責感を抱くことが多い。さらに自殺は最近でもタブー視される傾向が強く、遺された人々は通常行われるような、故人との別れの過程を持てないことも多い。

防衛省・自衛隊における職員の自殺発生率は、年齢および性別等の構成を統計的に処理すれば、国民全体の自殺発生率とほとんど変わらないことがわかっている。しかしながら自衛官はその任務の特性上、普段から長期間寝食を共にして活動することが多い。そのため集団としての凝集性が高く、仲間を失ったときに受ける精神的なダメージは、一般的な職場における場合よりも強いのである。それゆえ防衛省では、職員の自殺が発生した場合、現場の要請によって自殺のポストベンション活動を行ってきた。この活動を数多く行ってきた経験から、身近な人の自殺による場合も、交通事故や災害の場合と類似の影響が現れることがわかってきたのである。ここでは交通事故がきっかけでＰＴＳＤを発症したクライエントの事例を用い、惨事ストレスによる影響について詳しく説明していく。

2【事例Ｄ】

Ｄさんは三十代の女性で、ある日友人が運転する車の助手席に乗ってドライブを楽しんでいた。ところが交差点で信号を無視して進入してきた車に、側面から衝突され、Ｄさんたちが乗った車は歩道に突っ込んで横転してしまった。幸い二人とも、大きな怪我はなかったがＤさんが受けた精神的なショックは大きく、不眠、動悸、不安などを訴えるようになった。また日常生活の中で、突然事故の記憶がよみがえり、不安で落ちつかなくなったり、悪夢にうなされる日が続いた。

Dさんはもともととても活発で社交的な女性であったが、この事故に遭ってからはほとんど家から出られなくなり、家族との会話も減ってしまった。たまに外出して友人と会うこともあったが、友人から「まだ良くならないの?」と聞かれることが多く、その都度落ち込み、さらに引きこもりがちになるのだった。

事故が起きてから時間がたつほど、Dさんは「どこも怪我をしていないのに立ち直れない自分は精神的に弱いのではないか? 甘えているだけではないのか?」と自分を責めるようになっていった。また「もうそろそろ立ち直らなければいけない」と考え、無理に外出するようになった。しかしその結果、激しく消耗してさらに落ち込んでいくという悪循環に陥っていった。

3 惨事ストレスの反応

ここで惨事ストレスによる心理的な反応について、わかりやすく説明しよう。自分の生命が危機にさらされるようなストレスに遭遇したとき、人は驚愕し激しく動揺する。ストレスがその人の限界を超える場合は、防衛機制が働き、感覚が麻痺することでストレスから受ける衝撃を、まともに受け止めてしまわないようにしてくれる。このようにしてわれわれは強い衝撃から、自動的に自分の心を守るための働きを持っているのである。しかしながらこの防衛機制は、われわれに害をなす衝撃だけでなく、すべての刺激を外界から遮断してしまうところに問題がある。

　ここからは再びDさんの例を使って図3－1を参考にして説明することにする。Dさんは交通事故に遭ったとき、激しいショックを受けた。体にこそ大きな怪我はなかったが、事故の瞬間まさに「死ぬかもしれない恐怖」を感じたのである。Dさんは事故当時のことをあまり詳しく覚えていなかった。おぼろげな記憶はあるが、ベールの向こう側にあるような感じで、はっきりは思い出せなかった。自分が遭遇した交通事故のことを考えないようにするだけでなく、事故のニュースや自動車のことなど、少しでも交通事故に関係するようなことを避けるようになった。防衛機制による感覚の麻痺は、このようにしてトラウマ記憶を想起して、惨事ストレスを繰り返し体験することを防いでくれる。また意識レベルにおいても、それに関連することになるべく触れないようにすることで、傷を深めることがないようにするのである。しかしながらトラウマの再

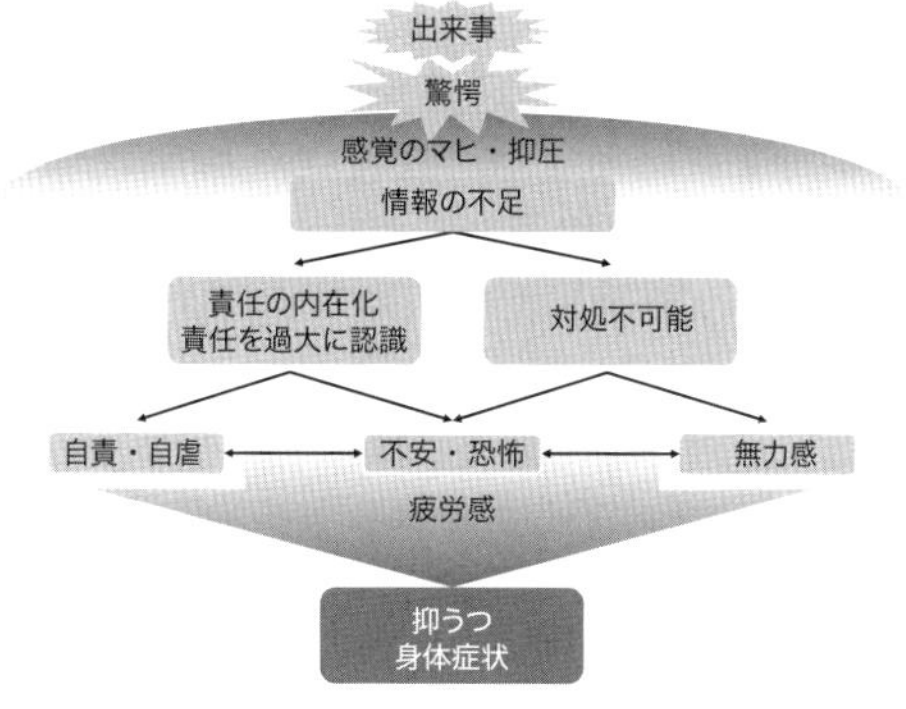

図3-1　惨事ストレスによる心理的反応

体験から身を守るための働きが、かえって問題を複雑にしてしまうことがある。

実は事故の直後、警察や救急車を呼んだのはDさんであった。事故直後の混乱した状況の中で、Dさんは非常に適切な対応をすることができたのだが、そのことについてはほとんど覚えていなかったのである。さらにDさんは、事故直後から自動車や他の交通機関のことを避けるようになった。そのためDさんの行動範囲は極端に狭くなり、日常生活にも支障をきたすようになってしまった。家族や友人などはそのようなDさんを心配していたが、どのように声をかけてよいのかがわからず、そっとしておくことしかできなかった。

このように事故のショックから心を守ろうとする防衛機制の働きは、役に立つものも含めてすべての刺激を遮断してしまうため、結果的にDさんは情報不足の状態におかれることになった。

この情報が不足する状態は、Dさんにさらなる苦しみをもたらすことになる。その一つは責任の内在化と過大評価である。交通事故の後引きこもりがちになったDさんは、怪我もしていないのに立ち直れない自分を強く責めるようになった。あの事故は信号を無視して交差点に進入してきた、相手側にほとんどの責任があったことがわかっていた。にもかかわらずDさんは、助手席でそのことに気づかなかった自分を激しく責めるようになった。

本来この事故の責任は相手側の運転手にあり、Dさんや運転していた友人が自分を責める必要はないことは明らかである。しかしながら事故後いっさいの情報から遮断され、誰とも言葉を交わさない状態が続き、Dさんは自分一人の頭の中ですべての問題を整理するようになった。このような状態の中では、人はさまざまな問題の責任を内在化しやすくなってしまう。またその責任を実際以上に過大に評価してしまいがちになるのである。

さて情報不足がもたらす二つ目の問題は、問題への対処が不可能になることである。Dさんは幸い身体的にはどこにも怪我がなかったので、事故直後に病院に運ばれた以外に治療を受けることはなかった。Dさん自身も体に怪我がなかったので、病院にかかる必要はないと思っていたし、家族も同様に考えていた。そのためDさんは、今回のような命の危険を感じる体験をしたときに、どのような症状が現れるかということを知らなかったし、どのように対処すればよいかわからなかったのである。

情報不足はこのように、事故の苦しみからDさんを救い出してくれる機会をも遠ざけてしまう。その結果Dさんは、原因のわからないこの苦しみから逃れる方法を見つけることができず、対処不可能な状態に陥ったのである。

このように惨事ストレスによる驚愕反応は、われわれの心身を守るために防衛機制による感覚の麻痺などの反応を引き起こす。これはあたかも外敵から身を守るために、われわれがもともと身に付けていたシールドを起動させたようなものと言えよう。しかしながらこのシールドはわれわれにとって有害な刺激だけではなく、有益な情報までも遮断してしまう。そのためわれわれは深刻な情報不足の状態におかれ、結果として事故や症状の責任を内在化させ、さらに過大評価する。また苦しいその状態から逃れるための手段が、本当は身近なところにあるのに、そのことに気づけなくなってしまう。

Dさんはこうした状況の中で、自責的で自虐的な思考に陥りやすくなった。また周囲から「いつまでも立ち直れない情けない人」と思われているのではないかという不安や、自分でもこの状態から立ち直れないのではないかという不安や無力感を強く感じるようになった。Dさんはこのような心理的メカニズムの中で、次第に疲労感が増して抑うつ状態に陥ったのである。

4　周囲の反応

ここまで惨事ストレスによる影響について説明してきたが、ここで一つ忘れてはいけないものがある。それは周囲の人々の反応についてである。惨事ストレスは直接その体験をした本人だけでなく、その周囲の人々にも強い影響を及ぼすことがある。Dさんの場合も家族や友人たちにその影響が見られる。身近な人が生命に関わるような悲惨な体験をしたとき、その周囲の人もまたさまざまな影響を受けるのである。Dさんの家族は、初めのうちは心配して何かと声をかけるようにしていた。しかしDさんが事故のことに触れたがらないのをみて、そのうちDさんの前では事故のことについて話題にするのを避けるようになった。さいわいDさんは体に怪我がなかったので、家族はすぐにDさんも元気になるだろうと思っていた。しかし事故が起きてから一カ月以上が過ぎても、Dさんは元気になるどころか逆にふさぎ込み部屋に閉じこもるようになってしまった。家族はそんなDさんのことを心配して、気晴らしに散歩やドライブに誘ったが、Dさんはそれを断るばかりか時には家族に怒りをぶつけるようになった。Dさんのことを思ってしたことであっただけに、家族はそんなDさんに対してイライラを感じるようになってしまった。思わず「そのような態度だからいつまでたっても立ち直れないのだ」と言ってしまうこともあった。

このように周囲の人々もさまざまな影響を受けることがわかる。そのため惨事ストレスの影響は、単にその体験をしたその人だけの問題ではなく、周囲の人をも巻き込んだ非常に複雑なものになっていく。よって惨事ストレスのケアを行う場合には、周囲を含めた環境そのものに関わり、働きかけて行く視点が必要になるのである。

惨事ストレスのケア

1　精神科医療との連携の必要性

それでは次に引き続きDさんの例を用いながら、どのようにして惨事ストレスのケアを行えばよいのかについて説明する。惨事ストレスによる反応は単に心理的な反応にとどまらず、重篤な場合はうつ病やＰＴＳＤなどの疾患にいたることもある。そのため惨事ストレスのケアに当たっては、カウンセリングなどの心理学的介入のみではなく、精神科受診による薬物療法も十分に検討する必要がある。できる限り精神科医療との適切な連携の上で、心理学的なケアを行うようにしてもらいたい。Dさんのケースにおいても筆者は、総合病院の精神科に所属する心理士としての立場で関わっており、主治医と密接に連携しながらカウンセリングを行うことになった。

2　惨事ストレスケアの姿勢

精神科を受診したDさんは、ＰＴＳＤと診断され外来通院による薬物療法と筆者のカウンセリングが行われることになった。筆者はまず時間をかけてじっくりとDさんの話を聞き、Dさんが一人で抱え込んできた苦しみを少しずつ受け止めていった。当初Dさんは、カウンセリングの中でも事故のことを思い出すことに抵抗があり、そのことについては話したくないようであった。そんなDさんに対して筆者は、生命に関わる危険な体験をしたときに、そのことを思い出せなかったり思い出したくないと感じることは、当然の反応であることを伝えた。そしてカウンセリングの中では、無理に思い出して話す必要はないと伝えた。さらにDさんの症状は、多少時間がかかるかもしれないが、薬物療法とカウンセリングで必ず少しずつ楽になっていくものであることを説明した。

ここで筆者が行ったことは、Dさんに対して安全メッセージを伝えたということである。まだ混乱のさなかにあるDさんに対して、今最も必要なメッセージは、これ以上何かをしなければいけないというものではない。むしろ今の症状が当然の反応によるものであり、Dさんが無理に乗り越えようとする必要はないというメッセージこそが必要なのである。

Dさんのような惨事ストレスの影響を受けた人のケアで大切なことは、図3-2のように安全メッセージを伝えることと、必要な情報を提供することである。この二つは時に重なり合って同時に伝えられることもあるが、ここでは二つに区分して説明していくことにしよう。（表3-1）

3　安全メッセージ

惨事ストレスケアにおける安全メッセージは、クライエントに対して「今はもう安全であること」をいろいろな手段で伝えることである。惨事ストレスによるトラウマとは、まるで瞬間凍結された恐ろしい記憶である。トラウマの元になった体験からすでに何カ月もの時間が過ぎていても、さまざまなきっかけでその時の体験が瞬時に頭の中によみがえってくる。それは単なる記憶ではなく、クライエントの中では間違いなく、現在もリアルに継続している体験なのである。このようなクライエントに安全メッセージを伝えることは、あの出来事はすでに終了したことであり、現在のクライエントは安全な環境の中にいるということを伝えることである。現在の安全を伝えるためには、まず物理的な環境を整えるこ

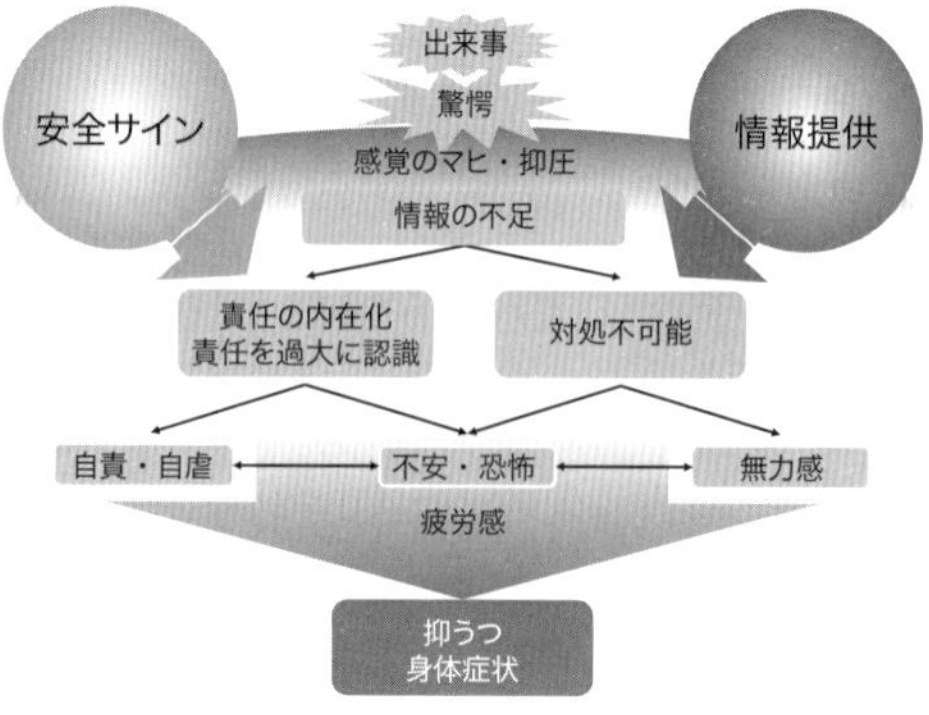

図3-2　惨事ストレスケアのイメージ

とが最優先に行われる必要がある。事故などの現場から離れて静かで清潔な場所に移り、温かい食事と十分な睡眠をとることが重要である。よく事件の被害者や災害被災者に対して、心の専門家と称する人々がその直後にカウンセリングを行おうとすることがあるが、まずはその前に物理的な安全を確保する必要があるのである。そうした環境が整い、多少なりともクライエントが落ち着きを取り戻すことができたら、少しずつカウンセリングなどの関わりを始めればよい。しかしこの場合もそのカウンセラーが、その後も継続して関われるか、少なくとも必要に応じて他の専門家に紹介できる体制を整えていなければならない。そのカウンセリングにおいて、カウンセラーはクライエントに対して、どのような感情を表現しても否定や非難されることはないという安全メッセージを伝えるのである。

表3-1　惨事ストレスケアの内容

安全サイン

1. 温かい食事，睡眠，清潔……いまは安全だという保証。
2. 否定・非難されず，安心して感情表現することができる環境。

情報提供

1. 客観的事実により，自責や自虐以外の解釈のヒントを提供する。
2. 現在の症状が自然な反応であることを伝える。
3. 今後発症する可能性がある症状とその対処方法を伝える。

4　情報提供

次に惨事ストレスケアにおける情報提供の意味について説明する。惨事ストレスの影響を受けた人が情報不足の状態に陥ることはすでに述べた。その結果としてその人は自責的・自虐的思考に陥りやすく、また無力感も抱きやすい。そこで惨事ストレスケアにおいては、それを知ることによりクライエントが自責的にならずに現状を理解できる情報や、クライエントが楽になることを後押ししてくれる情報を提供するのである。クライエントが自責的にならずにすみ、少しでも楽になる情報とはどのようなものだろうか。細部はケースによってそれぞれ異なるが、だいたい共通して伝えることが望ましいと思われるのは次のようなものであろう。

①今はもう安全であること。
②現在の症状や苦痛は、惨事ストレスによる正常かつ当然の反応であること。
③その苦しみは適切な治療によって、時間の経過とともに和らいでいくこと。
④過剰な責任を感じる必要はないということ。
⑤服薬、カウンセリング、リラクセーションなどの具体的対処要領について。

惨事ストレスケアにおいては、以上のようにクライエントに対して安全メッセージと適切な情報を提供することで、クライエントが孤立した環境の中で自責的な思考の悪循環に陥ることを防ぐ。また惨事ストレスによるさまざまな症状に対しても、具体的な対処要領を教育して、対処が可能であることを理解させるのである。

5　事例Dに対するケア

さてDさんの場合も、しばらくの間は事故について多く語られることはなかった。Dさんは不眠や不安などの症状を訴えるだけで、事故のことや自分の気持ちについては触れようとしなかった。それに対して筆者もしばらくの間は無理に話させるのではなく、すでに述べたような対応を続けていた。そしてしばらくすると薬物療法の効果も現れ、Dさんは少しずつ落ち着きを取り戻していった。筆者との信頼関係も少しずつ築かれ、Dさんは苦しい胸の内を話し始めたのである。Dさんはあの事故の後、すでに二カ月がたとうとしているのに未だに調子が悪いことを理解できずにいた。体に怪我はないのに今も気分が優れず、自宅に引きこもってばかりいるのは、自分が弱いからだと考えるようになっていた。家族や友人から具合を聞かれるたびに、「いっそ腕の一本でも折れていればよかったのに」と思うのだった。

そのようなDさんに対して、筆者はDさんの症状は惨事ストレスを受けたときの正常な反応であることを説明した。体に怪我はなくても、惨事ストレスによってDさんの心は深く傷ついていること、その傷は目に見えないために本人にもわかりにくく、さまざまな影響を及ぼすことを説明していった。そしてそれらの症状は薬物療法と十分な休養、そして安全な環境でのカウンセリングによって、少しずつ回復していくことを伝えていった。それからもしばらくの間Dさんはカウンセリングの中で、回復を実感できない焦りや不安を訴え続けた。そしてそうした自分自身を激しく責めるのだった。筆者はそんなDさんの気持ちを否定せずしっかりと受け止めながら、無理のない範囲でそうした複雑な気持ちを表現してよいということを伝えていった。

6　記憶を想起することの意味

トラウマ体験を扱う場合、クライエントの感情表出をどのように扱うかは難しい問題である。少なくとも無理に記憶を想起させ、感情表出を求めることはクライエントの傷をさらに広げることになってしまうので注意が必要である。しかしながら慎重になりすぎて、まったく触れずにおくことは逆効果になる。そのようなカウンセラーの姿勢はクライエントに対し、記憶の想起や感情表出をタブー視するメッセージを伝えてしまうからである。記憶の想起や感情の表出は無理に行うと危険だが、安全な環境の中で適切に行うことは惨事ストレスケアにとって重要なのである。

惨事ストレスケアを行う場合に、カウンセリングなどを行ってその体験の記憶を想起させることには二つの意味がある。その一つは安全な環境の中で、当時の記憶を想起することで、少しずつその体験に慣れるように促していくことである。これは刺激に暴露するということであり、エクスポージャー法としても知られている技法の応用である。そしてもう一つは、記憶を想起することによってクライエントが捉えている事実認識を確認することにある。これまで筆者が数多く行ってきた惨事ストレスケアの現場では、エクスポージャーとしての意味よりも、後者の事実認識の確認の方がより重要な意味を持っていると感じている。ここでは事実認識の確認がどのような意味を持つのかについて詳しく説明したい。

7　事実認識の確認

惨事ストレスを体験した人が驚愕反応の中で感覚を麻痺させ、情報不足の状態に陥りやすいことはすでに述べた通りである。そしてその情報不足の状態で、自分の身に起きた一連の出来事を理解しようとするので、どうしてもその責任を内在化しやすく、きわめて自責的なストーリーで説明してしまう。さらに心理的に混乱したり、エネルギーが低下して抑うつ状態になると、物事を悲観的に捉えやすくなるので、よりいっそう自責的な思考パターンに陥ってしまうのである。そこで惨事ストレスケアにおいては、クライエントがある程度の落ち着きを取り戻している場合には、積極的に当時の記憶を振り返って事実認識を確認していくのである。ここではいたずらに感情表出を求めたりせず、事実認識に焦点を当ててクライエントの話に耳を傾けていく。ここで事実認識と書いたのには意味がある。クライエントから客観的な事実を聞き出すことが大切なのではなく、クライエントがどのように事実を認識しているかが重要なのである。多くの場合クライエントは限られた情報のみで一連の出来事を理解しているので、その事実認識は著しく客観的事実と異なることが多い。たとえば身近な人を自殺で亡くした人の場合だと、故人にうつ病や多額の借金などの明確な理由があるにもかかわらず、そのことを知らなければ「前日に彼と口喧嘩をしたことが自殺の原因である」という理解に結びついてしまうことがよくある。こうしたクライエントの理解は、クライエントが口を開かない限り周囲には理解できないことが多い。多くの場合周囲はクライエントに対して、どう接していいのかわからず、ただそっとしておくという対応をとりやすい。それはクライエントに対する思いやりの現れでもあるのだが、結果的に自責的思考の進行を放置しておくことにもなるのである。

8　情報提供のコツ

カウンセリングの中でクライエントの事実認識が確認できたなら、カウンセラーは周囲の人々から得た情報を活用して、クライエントに対して必要な情報を提供していく。ここで行う情報提供は、すでに述べたようにクライエントが自責的にならずにすみ、少しでも楽になるような情報を提供することである。もちろん悲惨な体験をして混乱しているクライエントが、多少の情報提供で、目を覚ますわけがない。カウンセラーは時間をかけ、安全な環境の中であらゆる手段を用いてクライエントに安全メッセージを伝えていく。そのような関わりの中で少しずつクライエントとの信頼関係を構築していくのである。その上で始めて情報を提供していくのだが、うまくそれを行うためにはちょっとしたコツが必要なのである。

惨事ストレスによる強い衝撃から心を守ろうとするクライエントの防衛機制は、カウンセラーの予想をはるかに上回るものであると思った方がよい。すでに述べたようにカウンセラーは、さまざまな方法でクライエントに安全メッセージを伝え、クライエントが自然に落ち着けるように支援していく。しかしながらカウンセラーにこうした経験が不足していると、時として安全メッセージがクライエントを落ち着かせるための説得になってしまうことがある。言葉を尽くして安全メッセージを伝えても、クライエントがなかなか落ち着いてくれないと、カウンセラーの心に焦りが生じ、なんとかしてクライエントを落ち着かせようとしてしまうのである。もちろんこのような関わりがクライエントを落ち着かせるはずはない。カウンセラーは無理にクライエントを落ち着かせるのではなく、実際に安全であることを伝え、クライエントが自然に落ち着いていく過程を支えるのである。また自責的な思考パターンに陥っているクライエントに対しても、その思考そのものを修正するわけではない。そうした思考パターンに陥ってしまうクライエントなりの理解と、その苦悩をしっかりと受け止める。その上で客観的事実を伝え、クライエントが自責に陥らなくてすむ材料を提供するのである。提供された理解を取り入れるかどうかは、クライエントがじっくり時間をかけて考えればよい。実際にはこうしたカウンセラーとの対話を通して、クライエントが自ら気づいていくことが多い。それまでは周囲から孤立して限られた情報によって自責的な思考に陥っていたクライエントも、他者との対話を通して自らの思考の論理的な矛盾に気づかざるを得ないのである。このように惨事ストレスを受けたクライエントに情報提供を行う場合は、一方的に説得するのではなく、自然な対話が生まれるようなつながりを育む方がよい。

9　惨事ストレスケアにおけるつながり

本章ではここまで惨事ストレスケアにおけるカウンセリングについて述べてきた。惨事ストレスによる心理的反応が複雑で、そのケアがいかに難しいかということを理解していただけたと思う。そしてその難しいケアを行うために必要なのが、「つながり」だということを説明してここまでのまとめとしたい。

惨事ストレスケアにおけるつながりは、閉ざされたクライエントの心が安心して開かれるために重要である。固く閉ざされた心の扉を無理矢理こじ開けるのではなく、温かく語りかけることでクライエントが自ら扉を開くのを待つのである。回復を急がせず、ゆったりと待つカウンセラーの姿勢は、クライエントに自分のペースで落ち着いていけば良いということを理解させるのである。

そしてそこでは安全メッセージと情報を提供することを重視したが、それはそのまま他者とのつながりを重視するということである。惨事ストレスに対する反応として防衛機制が発動し、人は外界からの刺激を遮断しようとする。それは周囲の人々とのつながりを断つことであり、結果的に自らを孤立したよどみの中に追いやってしまうのである。しかしながらこうした状態のクライエントに対してカウンセラーが上記のような態度で接し、つながりを築くことによって、再び新しい流れが生まれるのである。

また第二章とあわせて自殺予防と惨事ストレスケアという、やや特殊な場面を例にしてつながりについて検討してきた。しかしながらカウンセリングにおいてつながりで支えることが大きな意味を持つのは、決してこれらのような特殊な場面でのカウンセリングに限ったことではない。人間関係や経済問題、そして仕事の進め方など、ごく日常的な問題を扱うカウンセリングにおいても、このことは非常に重要な意味を持つ。これらの日常的な問題の対応では、より具体的な問題解決への支援が求められる。しかしながらそういった問題であるからこそ、その背景にしっかりとした関係性がなければならないことは言うまでもない。すなわち持ち込まれる問題の質にかかわらず、カウンセラーが関係性、すなわちつながりで支える意味は大きい。しかしカウンセリングの内容が具体的問題解決支援に関わるものであると、そこに目をとられてしまい、つながりで支えることの重要性を忘れがちになってしまうのだ。逆に自殺予防や惨事ストレスケアなど、具体的な解決方法が見当たらないものになるほど、つながりで支えることが存在感を増すということなのである。

第一章でも述べたように、カウンセラーが備えるべき最も重要な能力は関係性を扱う力である。そしてその能力は一朝一夕に身に付くものではない。臨床場面に限らず私生活を含めた日常の中で、自分自身や周囲の人々との関係性をきめ細かに観察し、丁寧に扱っていくことがその近道になるであろう。そして臨床で大切なことは、目の前のクライエントやその周辺の人々に対し、純粋な関心を抱いて観察することである。そしてつながりが人を支えることの意味を自覚しながら、つながりの質を高めていく不断の努力を惜しまないことであろう。

グループに対するケア

1　ディブリーフィング

ここまで惨事ストレスケアの要領について詳しく説明してきたが、それは主にカウンセラーがクライエントに対して一対一で行う場合であった。しかしながらすでに述べたように、惨事ストレスは周囲を含めた複数の人々に大きな影響を及ぼすことが多い。大規模な事故や災害の場合は直接ストレスを受けた人が大量に発生するし、小規模な場合も多くの人が間接的な影響を受けていることがある。そのようなときに効果を発揮するのがディブリーフィングと言われる手法である。筆者が紹介するディブリーフィングはもともとJ・T・ミッチェルとG・S・エヴァリーによるCISM（緊急事態ストレスマネジメント）の技法を応用するところからスタートしている。しかしながらこのディブリーフィングには批判的な意見も多く、さまざまな学会で議論が行われた結果、ほぼ否定的な結論にまとまってしまったように思われる。ディブリーフィングは元来、警察官、消防士、兵士、医療従事者といった専門の救急要員を対象として開発された。彼らはすでに日々の活動の中でさまざまなトラウマに暴露された経験がある。

大災害後に被災者を対象として突然ディブリーフィングを実施したりすべきではなく、そのようなことは百害あって一利なしであることを筆者も承知している。ここで取り上げるのはあくまでも惨事ストレスの現場で専門的に活動する要員に対するディブリーフィングである。筆者はこれまでに数多くの惨事ストレスケアの現場でディブリーフィングを活用してきた。ディブリーフィングはその過程でグループダイナミクスを扱うため、その実施には細心の注意を必要とすることは言うまでもない。しかし自衛隊員のように絆の強いグループに対しては、ディブリーフィングが十分な効果を上げることを筆者の経験からも確認できた。

また陸上自衛隊においてはもともとＡＡＲ（after action review）という訓練終了後の振り返りを行う手法が存在するため、惨事ストレスケアとしてのディブリーフィングの導入にも、それほど抵抗がなかったものと思われる。ミッチェルらもディブリーフィングが失敗する場合として、表3－2の六項目を紹介しているが、その中で特に基本原則を守らない場合として「十分訓練されていないメンバーを使う」という項目を真っ先に挙げている。すでに述べたようにディブリーフィングはグループの力を利用するため、強力な効果が得られる反面、失敗すると逆に参加者を傷つけてしまう可能性もある。そのためディブリーフィングを行う場合は豊富な知識と経験を十分に備えておく必要がある。筆者が所属する陸上自衛隊では、すでに述べたように部内で惨事ストレスケアの専門家を養成しており、そこではディブリーフィングに関する教育やトレー

表3-2　ディブリーフィングが失敗する場合

1. 原法をあまりにもかたくなに守り，柔軟性に欠ける。
2. 何に対してもディブリーフィングを適用する。
3. 心理的構造を活用しない。
4. 逆転移の処理に失敗する。
5. ディブリーファー自身の疲労に気づいていない。
6. 基本原則を守らない。

Mitchell, J. T. & Everly, G. S.（高橋祥友訳）

ニングも行っている。そして基礎的な教育を受けた上で、上級者とともにさまざまな現場に派遣してじっくりと経験を積ませるのである。

ディブリーフィングは、同じ体験による惨事ストレスの影響を受けた人々を対象として行うグループカウンセリングの一種である。筆者らのグループでは、これまでに自殺のポストベンションや自衛隊における訓練事故などの現場で、数多くのディブリーフィングを行ってきた。それらの実践の結果、筆者はディブリーフィングの可能性を強く実感することになったのである。

前述のように批判されることも多いディブリーフィングであるが、十分な訓練を積み、慎重に対象を選択したうえで行えば、惨事ストレスケアの有効な手段となりうる。ただし、一般の被災者を対象にやみくもに実感するのは賢明ではない。ここでは筆者が行うディブリーフィングについて説明するとともに、その効果について考えてみたい。

2　ディブリーフィングの実施要領

ディブリーフィングは、同じ体験による惨事ストレスの影響を受けた絆の強い人々を対象として行う。対象とする人数は十名程度が限界である。あまり多すぎるとグループとしてのまとまりが低下するし、ディブリーファーの目が行き届かなくなる。スタッフはディブリーファーが一名と補助者が一～二名、さらにピアスタッフが一名参加していることが望ましい。ディブリーファーは精神保健の専門家であり、ディブリーフィングを進行する役割を担う。補助者は参加者の反応を見逃さないようにグループ全体に目を配る。またピアスタッフは、介入する現場に近いカウンセラーや保健師などで、職場の雰囲気を十分に理解している人であることが望ましい。

ディブリーフィングは静かで快適な環境の中で行う。そこはカウンセリングルームと同じように、話が外に漏れず参加者が安心して話せるような場所でなければならない。そして図3–3のようにスタッフを含むメンバーが輪になって座り、ディブリーファーがイニシアティブを取って進めていく。

ディブリーフィングの過程は図3–4の通り大まかな流れが決められており、半ば構造化した要領で進められる。これを見ればわか

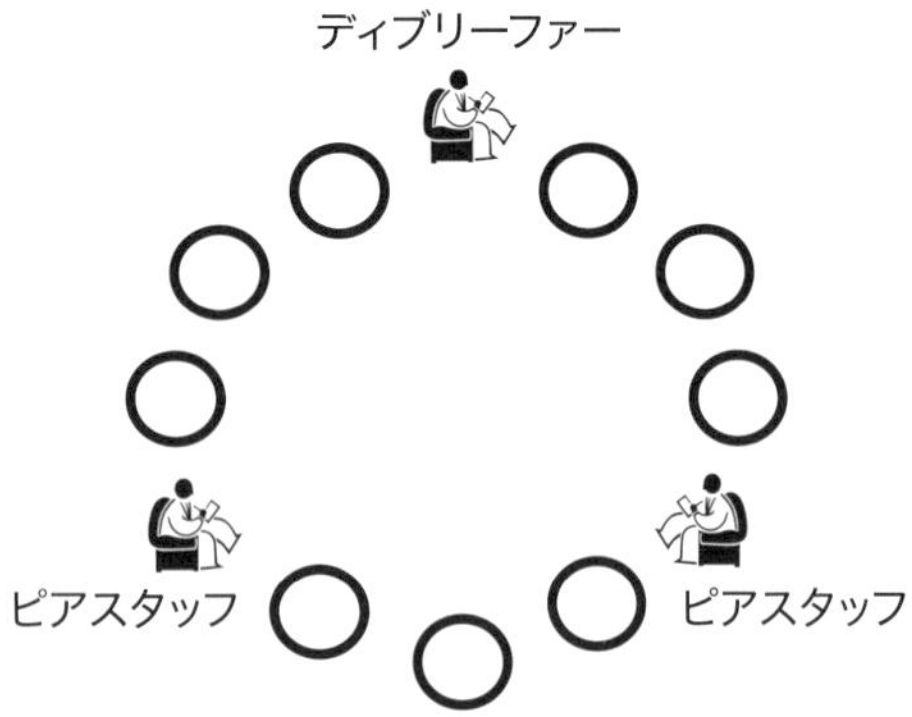

図3-3　ディブリーフィングの配置

るようにディブリーフィングは、準備・導入から感情へと表層の部分から段階的に深層部分へと降りていき、再び表層部分へ戻る過程を描いている。ディブリーフィングの過程がこのように大まかに決められているからといって、実際にこの図の通りに進むわけではない。ディブリーフィングがグループワークである以上、そこにはグループダイナミクスが働き、そのプロセスは順序正しく進むわけではない。むしろこのようにディブリーフィングが一見マニュアル化されたアプローチであるかのように見えることが、結果的にディブリーフィングに対する厳しい批判を招いたのではないかと思われる。実際のディブリーフィングは、こうしたプロセスを行きつ戻りつしながら進んでいくのであり、そのコント

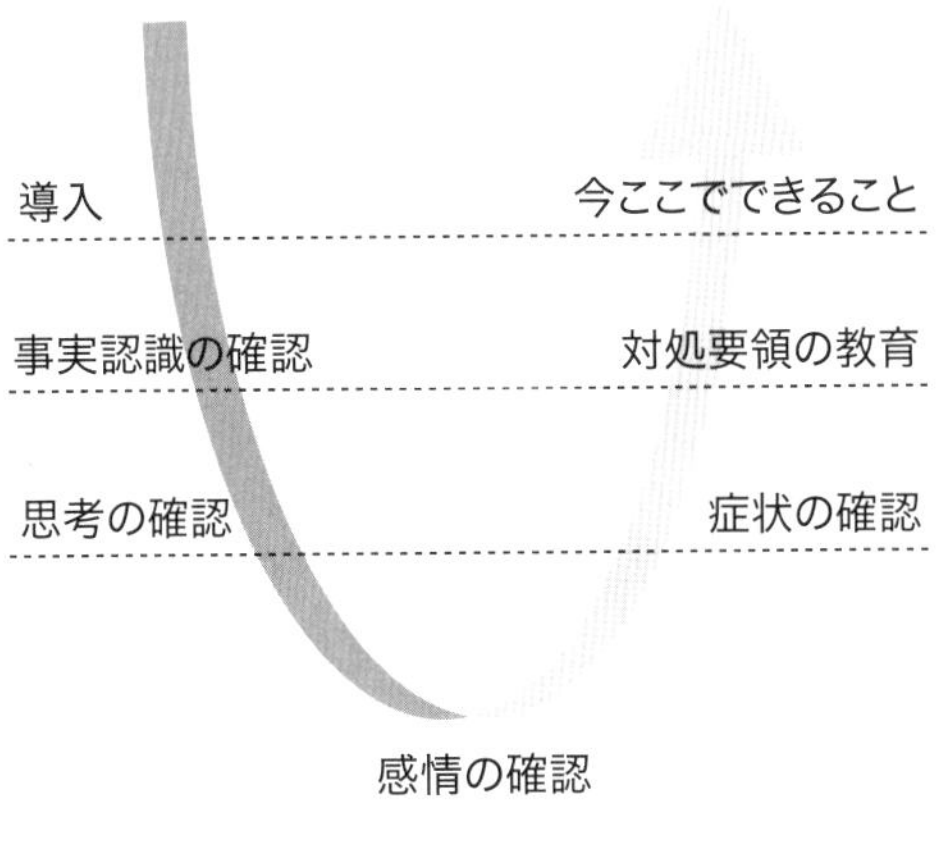

図3-4　ディブリーフィングのプロセス
Mitchell, J. T. & Everly, G. S. を参考に作成

ロールにはかなりの熟練が必要なのである。

①導　入

まず導入ではディブリーファーを含むスタッフの自己紹介とディブリーフィングの目的や効果、実施上の注意事項などを説明する。ただしこの導入の前段階として、ディブリーフィングに参加するグループの責任者に対して丁寧な説明を行っておく必要がある。そしてその責任者がディブリーフィングのことをよく理解した上で、他のメンバーに対して事前の説明をするように依頼しておくことが望ましい。

ディブリーフィング実施上の注意事項としては、話された内容について秘密を守ること、メンバーの話をよく聴くこと、他人の意見を尊重し個人攻撃をしないことなどがある。またディブリーフィングにおいては発言、とりわけ感情の表出を強要するようなメッセージをけっして伝えてはならない。もともとディブリーフィングは軍隊における任務遂行後の報告を行うことが本来の意味である。そのため惨事ストレスケアにおけるディブリーフィングも、惨事体験を想起させ、それに伴う感情を表出させることに意味があると思われやすい。ディブリーフィングに対する否定的な意見は、多くの場合ディブリーフィングは感情の表出を強要するものであるという誤解に基づいているように思われる。

②事実認識の確認

この段階では参加者がそれぞれの立場で体験した内容を相互に話し合う。たとえば同じ車に乗っていて交通事故にあったメンバーであっても、運転していた人と後部座席に乗っていた人ではその体験の中身に大きな違いがある。同じ体験をした複数のメンバーが、それぞれの立場や視点からその体験を語り合うことによって、その出来事を客観的に捉えるための材料が提供されるのである。

すでに述べたように惨事ストレスの影響を受けた人は、情報不足に陥りやすく、その結果極端な自責感や無力感を抱きやすい。ディブリーフィングにおける事実認識の確認は、このような状態に陥っている人の存在に気づく機会になる。またその場で他のメンバーから、自責感を軽減するような情報が提供されることも多い。この段階ではあくまでも事実を淡々とおさえていき、原因や反応について取り上げることは控える。

③思考・感情の確認

事実認識の確認が終わると、思考と感情の確認へと進んでいく。ここではメンバーがそれぞれの場面や立場でどのように思い、また感じたかについて話し合う。そのことによって前項の客観的な情報を得るだけではなく、それぞれのメンバーが今どのように受け止め、感じているかについて知ることができる。あるメンバーは悲しみ、驚き、不安や自責感など、さまざまな感情に触れることによって、そうした感情を抱いているのは自分だけではないことに気づく。また他のメンバーは、同じ体験をしても受け止め方や感じ方には個人差があるのだということに気づく。

④症状の確認

続いて心身の症状について確認する。カウンセラーが惨事ストレスケアを行う場合、往々にして心理面の変化の確認に終始してしまうことが多い。しかしながらここでは心と体の両面から、惨事体験後に現れた症状について確認する必要がある。なぜならば人は体の変化より心の変化には気づきにくいものだからである。また仮に心の変化に気づいても、そのことを恥ずかしいと感じやすく、表現することをためらいがちである。参加者が抵抗を示している心理面から踏み込むのではなく、自覚しやすい身体面の変化から確認する方が効果的である。またこの場面ではスタッフの中に、現場に近いピアスタッフとして保健師などがいると、この部分を任せることでより円滑に進行できることが多い。

実際にこうした心身の変化を聞いてみると、不眠、食欲不振、動悸、不安、自責など、さまざまな変化が現れていることが多い。そしてまた多くの人が、自分だけがそのような症状に悩まされていたと感じている。こうした場面では他のメンバーの発言を聞くことで、自分だけが悩んでいたのではないということに気づき、それだけで安心することも多い。

なおこの症状の確認と次の対処要領の教育では、あらかじめ参考資料を作成しておくと良い。筆者がいつも使用しているものを添付しておくので参考にして頂きたい（二二二―二二三頁）。

⑤対処要領の教育

症状の確認が終わったら、その内容をふまえた上でスタッフから具体的な対処要領などを含むメンタルヘルスについての情報提供を行う。ここではまず、メンバーが訴える心身の変化が、異常な事態に遭遇した際の「正常な反応であること」を伝える。また現在、変化や症状が現れていなくても、将来現れる可能性がある症状についてもあらかじめ説明しておく。

こうした変化や症状は、時間の経過とともに解消していくことが多いが、長引く場合には専門機関に相談する必要があることを伝える。またメンバーの中には、こうした症状を自力で無理矢理乗り越えようとしたり、誤った対処要領を続けている人もいる。たとえば筆者が体験した例では、惨事体験の現場を毎日訪れて苦痛を克服しようとしたケースや、飲酒や激しい運動で紛らわせようとしたケースがあった。もちろん程度によっては、これらの対処要領が効果を発揮する場合もあるが、筆者が見たケースではいずれも激しく消耗し、結果的に逆効果に陥っていた。

こうした場合はその人なりの努力は受け止めながらも、まずは十分な休養が必要であることを伝える。眠れない場合やあまりにも苦痛が激しい時は、飲酒や運動よりも精神科などを受診する方が効果的であることを丁寧に説明する。

⑥今ここでできること

ディブリーフィングの最後には、今ここでできることについて、メンバー全員で話し合う。ここではケースによってさまざまなことが話し合われるが、たとえば同僚が事故で亡くなった職場の場合、遺族に対する支援の要領や、職場にある遺品の整理など具体的な問題が話されることが多い。また、メンバー相互に今後も気軽に相談し合って乗り越えていこうという意見が出されることも多い。このように、今ここでできることについて話し合うことで、メンバーの中に今の自分たちにも積極的にできることがあるという気づきと、グループとしての団結が生まれるのである。なお、一度のグループワークですべての問題が解決するなどと筆者は考えていない。その後、長期にわたるフォローアップが必要な人を固定することも忘れてはならない。

3　ディブリーフィングの効果

ここまで筆者が行うディブリーフィングの実施要領について簡単に説明してきた。すでに述べたようにディブリーフィングは、かつて惨事ストレスケアの有効な手段として注目されたが、現在では批判的な見方が大勢を占めている。しかしながら筆者の経験では、さまざまな惨事ストレスケアの現場でディブリーフィングの効果を実感することが多かった。ディブフリーフィングに対する、このような評価の差はどうして生まれるのであろうか。ここではあらためて、ディブリーフィングという手法がもたらす効果について検討してみたい。

繰り返しになるがもともとディブリーフィングには、軍隊における任務遂行後の報告という意味がある。そのため惨事ストレスケアにおける手法としてのディブリーフィングも、惨事体験を強制的に想起させ、報告させるものであるという誤解を生みやすい。特に経験のない人が、マニュアル化された要領でいきなりディブリーフィングを行うと、参加者に無用の苦痛を与えてしまうことになる。もともとディブリーフィングは、トラウマ治療やＰＴＳＤ予防の手段として期待されてきた。そのためにディブリーフィングの過程の中で、最も重視されたのは、惨事体験を言語化させることによるカタルシス効果と、不適切な解釈による強い自責感などを心理教育によって軽減させることであった。

しかしながらミッチェルらはディブリーフィングの主たる目的として、以下の三つをあげている。

①緊急事態を経験した人の衝撃を和らげる。

②心的外傷を伴う異常な事態に対して、正常なストレス反応を示している正常な人々の回復過程を促進する。

③さらに追加的なＣＩＳＭ（緊急事態ストレスマネジメント）サービスや、精神療法への紹介が必要な人を同定する。

さらにミッチェルらは、ディブリーフィングの二次的な目標として、以下の十一項目をあげている。

①ストレス、ストレス反応、ストレスを克服する手技を教える。
②感情面での発散を行う。
③ストレス反応はコントロールでき、回復可能であると保証する。
④近い将来に出現するかもしれない兆候や、症状について前もって知らせておく。
⑤自分だけが特別だといった誤った考えを修正する。
⑥自分だけが異常だという誤った考えを修正する。
⑦精神保健の専門家と良好な関係を築く。
⑧グループの団結力を強める。
⑨さまざまな機関の間の協力を促進する。
⑩さらに評価や治療が必要な人がいないかスクリーニングする。
⑪必要なカウンセリングや他のサービスを紹介する。

これらの項目を見ると、ディブリーフィングには、直接参加者に働きかけて症状などの軽減を図るねらいと、周囲との関係性を構築あるいは修復することで、間接的に参加者を支えようとするねらいがあることがわかる。最近のディブリーフィングを取り巻く議論は、前者の論点にのみ集中し、後者にはあまり目が向けられなかったのではないかと思う。

本章の前半部分では、個人に対する惨事ストレスケアの要領について説明した。それは安全メッセージを伝えることと、適切な情報提供を行うことがケアの基本であるということであった。問題の早期の認識と援助希求的態度の促進は、すべてのメンタルヘルスの基礎である。惨事ストレスケアのカウンセリングの過程では、クライエントに体験を言語化して表現することを求めるが、それはクライエントの心を無理矢理にこじ開けるようなやり方であってはならない。話すことを強要せず、温かく語りかけることでクライエントが自ら扉を開くのを待つ姿勢が大切であることもすでに説明した。

ディブリーフィングにおいてもそれと同じことが言える。話したくなければ話さなくてもよい。ただ黙ってメンバーの話を聞いているだけでも、効果はあるのだということを伝える。逆にそうすることによって、自分の話が他のメンバーの役に立つこともあるのだと気づき、自ら積極的に話そうとするメンバーが現れることも多い。

もともとミッチェルらも言っているように、ディブリーフィングはＰＴＳＤの特効薬などではない。ディブリーフィングに対してそのような期待を持つと、クライエントに対して温かく待つという姿勢を保つことができなくなってしまう。ディブリーフィング本来の効果は、参加者に対して直接働きかけ、その症状を緩和することよりも、同じ体験をした身近な仲間同士のつながりの力を引き出すことで、より長期的に効果が持続する支援を提供することにあると言える。惨事ストレスの体験者は、すでに述べたように防衛機制の働きによる情報不足のために、自責感や無力感を抱きやすい。そして惨事ストレスの影響を受けた者同士、あるいは周囲の人との間で、関係がギクシャクしたり疑心暗鬼の状態に陥りやすい。このような時ディブリーフィングは、単に参加者に安全メッセージや必要な情報を提供するだけではなく、身近な人との関係を修復する機会を与えてくれる。互いの体験を知り、感情や考えを理解することによって、自分だけが弱いわけではないことや、自分だけに責任があるわけではないことに気づく機会となるのである。

筆者の感覚から言えばディブリーフィングは、個人を対象としたケアではなくて、個人を取り巻く集団そのものを対象としたケアである。筆者は本書の中で繰り返し、人は周囲とのつながりによって支えられている存在であることを強調してきた。ディブリーフィングはそこに参加している個々人を対象にするのではなく、個人と個人の間のつながりに働きかけていく手法であると考えている。それだけにグループ内の力動に目を配り、それを適切に扱うには細心の注意と十分な経験が必要である。熟練者のもとでしっかりとしたトレーニングを積み、慎重に実施すればディブリーフィングは十分に惨事ストレスケアの有効な手法になり得る。

災害派遣における惨事ストレスケア

1　阪神淡路から東日本大震災へ

実は本書を執筆している間に東日本大震災が発生した。筆者はメンタルヘルスチームのリーダーとして、発災直後に被災地に入り、現場で活動する派遣部隊のメンタルヘルスに関わる活動を行った。ここでは災害派遣における惨事ストレスケアの実際について、筆者の体験から紹介する。

筆者がかつて戦車部隊で勤務していたことはすでに述べた。一九九五年一月十七日阪神淡路大震災が発生したとき、筆者は小隊長として勤務していた。そして発生二日後には、神戸市須磨区へ災害派遣部隊の小隊長として出動した。当時の自衛隊はこうした大規模災害派遣への備えが不十分で、現地での活動もまさに手探りで進めている感があった。筆者は現地到着翌日から生存者捜索の任務についたが、活動初日に警察から示されたのは遺体の収容であった。筆者は十名あまりの部下を連れて現場に前進したが、その時のことは今も忘れることができない。現場は木造平屋建ての家屋が建ち並んでいた住宅地で、激しい火災により一面焼け野原になっていた。歩くとほこりのような細かい灰が足下から舞い上がったのを覚えている。現場には警察の担当者が立っており、「こちらです」と言って指差した足下には、毛布で覆われた何かがあった。毛布の下には、お年寄り二名の黒焦げになった遺体が折り重なるように倒れていた。筆者は当時まだ三十歳にも満たない若輩であった。それまでに人の死に立ち会ったのは、自分の祖父が亡くなったときだけであり、それも病院での穏やかな死であった。そのような筆者が突然目にした情景は、あまりにも凄惨なものであった。当時筆者が指揮していた隊員たちも、同じような状態であったと思う。日中の活動が終わり宿営地に戻ると、隊員たちはぼそぼそと胸の内を語り始めた。「気持ち悪かった」「臭かった」……狭いテントの中で隊員たちがつぶやく声が筆者の耳にも入ってきた。筆者は隊員たちに対して、「あまりそういうことを言うな、被災者や亡くなった人に対して失礼だ」と注意したのだった。その時の筆者の正直な気持ちは、あまり昼間のことを思い出したくないというものだったのだと思う。今でこそこうして臨床心理士として、幅広くメンタルヘルス活動に従事している筆者だが、当時はまったくの素人だった。また当時は防衛省としても、惨事ストレスケアに対する認識が欠落していたように思う。当時の部下たちには、本当に申し訳ないことをしたと思う。しかしながら当時のこうした体験が、筆者の惨事ストレスケア活動の原点であり、あのときの自分たちに何が必要だったかを考えながら、ここまでの道のりを歩んできたように思えるのだ。

防衛省も組織として惨事ストレス対処のあり方を真剣に考えるようになった。阪神淡路大震災の経験は個人としての筆者にも、組織としての防衛省にもそれぞれ強烈な教訓を残すことになった。あれから十七年、筆者は防衛省という組織の中にあって、さまざまな現場で経験を積み成長してきた。組織もまた惨事ストレス対処のための態勢作りに努力してきた。防衛省ではその任務の特性から、海外派遣や災害派遣を含めた危険を伴う現場で、メンタルヘルス活動を行わなければならない。そのため一般の企業のようなアウトソーシングに頼ることができないのである。そこで防衛省では、陸海空自衛隊でそれぞれわずかな違いはあるものの、部内でメンタルヘルスの専門家を養成する取り組みを続けてきた。特に筆者が所属する陸上自衛隊では、惨事ストレス対処の専門家を育成しており、今回の大震災でも活躍することになった。また陸海空各自衛隊は、ここ数年の間に百名を超える臨床心理士を採用しており、彼らは主に背広組の技官として全国の駐屯地、基地、そして病院などに配置され、それぞれの立場で防衛省のメンタルヘルスを支えている。そしてこれらの努力がようやく実を結びかけた頃に、今回の東日本大震災が発生したのである。

2　東日本大震災における惨事ストレスケア

二〇一一年三月十一日、筆者は札幌市で勤務していたが、地震発生の翌日には災害派遣部隊に対するメンタルヘルス活動への参加についての調整と打診があった。その結果筆者は三月十七日から三十一日までの二週間、被災地で活動する災害派遣部隊に対するメンタルヘルス活動を行うことになった。活動の概要を説明すると、筆者は十三名のチームのリーダーとして小型車両四両で現地に入り、東北全域で活動する災害派遣部隊を、巡回支援するというものであった。

十三名のチームの内訳はリーダーである筆者の他、カウンセラーが八名と車両の操縦手が四名であった。この八名のカウンセラーというのは前述した陸上自衛隊が部内で育成しているもので、特に惨事ストレス対処を専門に学んだ自衛官である。活動を始めるにあたって筆者はチーム全員でミーティングを行い、活動の方針を検討した。できる限り現地の情報を入手し、現場に必要な支援の方向性を探るようにつとめた。現場の状況はまさに壮絶なものであった。無数の遺体、放射能への不安、先の見えない長期化への不安、劣悪な居住環境へのストレス、災害派遣部隊は複数のストレスの中で活動していた。

3　現地での活動方針

このような状況の中で筆者らのチームはその活動方針を、「指揮官を対象とした情報提供により、災害派遣部隊が安心してその能力を発揮できるようにすること」とした。今回の大震災のような大規模災害が発生したときの惨事ストレス対処を行う場合、われわれ専門家自身が惨事ストレスの現場で活動することが多い。こうした場合の活動は、落ち着いた環境でクライエントを待ち受ける普段の活動要領とは大きく異なる。混乱し慌ただしく変化する現場の状況を見極め、現場が必要としている支援を適時適切に提供することが重要である。そこでは日常のメンタルヘルスの原則を、被災地でいかに臨機応変に応用するかが課題となる。東日本大震災の災害派遣現場では、十万人を超える自衛官が活動しており、その一人一人に対応することは不可能であった。また自衛官はもともと危険と隣り合わせの現場で、過酷な任務を遂行することが求められている。白紙的にメンタルヘルスの観点から言うならば、こうした悲惨な現場で惨事ストレスに暴露する時間はなるべく短くするべきである。しかしながら災害派遣を任務とする自衛官にとって、その原則を当てはめることはできない。自衛隊だけでなく、消防や警察など危険と隣り合わせの現場で活動する人は、時としてこうした惨事ストレスに長期間さらされながら、任務を継続しなければならない存在である。こうした人々に対して現場で専門家が提供できる支援は何か？　それを考えるところから支援は始まるのである。

そこで今回筆者らのチームが考えた支援の内容は、対象を部隊の指揮官に絞り、彼らへの情報提供によって間接的に多くの隊員たちを支援するということだった。情報提供の中身は大小さまざまであるが、そのうち最も重視したのは遺体に触れることによるストレスへの対策であった。十七年前筆者が阪神淡路大震災のときに遺体に触れてショックを受けたように、多くの自衛官にとって今回の活動はきわめてショッキングな体験であったと思う。われわれ自衛官は、消防や警察の人ほどはこうした現場に遭遇することはない。日頃どれほど激しい訓練をしていても、こうした悲惨な現場のストレスには慣れていないのである。

筆者は現地で防衛医科大学校、精神科学講座の重村惇先生の助言を頂き、遺体に触れる際の注意点について資料を配布しつつ情報提供を行った。その基本は、できるだけ遺体に触れる時間を短くすること、なるべく感情移入しないようにすること、休憩や食事をしっかりととることなどであった。すでに述べたように現場で活動する以上、これらの注意点を完全に守ることは不可能である。しかしながら自衛隊が長期間その能力を発揮し続けるためには、少しでもこれらの注意点を実行し、隊員のメンタルヘルスをできるだけ維持し続けなければならない。また長期間の活動が終了した後に、PTSDやうつ病などの疾患を発症しないための予防的処置としても、これらの対処が必要であった。要するに筆者らメンタルヘルスチームの支援は、隊員が現場で惨事ストレスにさらされることを前提として、できるだけその影響を限局し長期にわたる任務を安定して遂行できるようにすること、そして将来の精神疾患等の発症を予防することを目的としたのである。

4　現地における惨事ストレスケアのあり方

筆者は現地でこの活動を行ううちに、あるたとえ話をもって惨事ストレス対処のあり方を説明するようになった。サッカーやラグビーなど激しいスポーツの試合には、擦り傷や打撲などの怪我はつきものである。試合中の興奮状態では気づかなかった怪我に、ハーフタイムや試合終了後に気づくことはよくある。災害派遣の現場はまさにこのような状態であり、隊員は皆必死の思いでそれぞれの任務に邁進している。試合中、必死でボールを追う選手に向かって、「怪我をするな！」と叫ぶ人はいないだろう。たとえつらい状態であっても頑張らなければならない時はあるのだ。それを理解した上で、選手が安心して頑張ることができるような助言をする必要がある。

実際現地での活動を通して、隊員たちは予想以上にたくましく活動していることがわかった。現地での活動中にメンタルヘルスの不調を訴えたものはごく少数であったが、今後どのような反応や症状が現れるかが問題である。防衛省では今後長期間にわたってその影響を調べるとともに、問題が発生した際には適切な対処ができるように態勢を整えているところである。

自衛隊や消防そして警察などが活動する現場では、長期間に及ぶ過酷な活動が求められる。このような緊急事態における長期間の活動では、計画的に休養を取り、組織として安定した力を発揮するための取り組みが必要である。現場では得てして不眠不休の活動を追求しがちになるが、冷静かつ科学的な視点でとらえる姿勢を忘れてはならない。

このように惨事ストレスの現場で活動する場合には、現場の状況をよく理解した上で、どのような支援を行うべきかについて検討する必要がある。惨事ストレスの現場は非常事態が発生した状態である。そこではすべてが浮動状況下にあり、マニュアル化された対応要領は役に立たないことが多い。それぞれの現場で自分たちにできることは何かを考え、一つ一つの努力を積み重ねていくことが重要なのである。

さて、こうした現場ではわれわれカウンセラーも、直接あるいは間接的に惨事ストレスにさらされる。また現場の被災者や活動する隊員たちも、混乱した心理状態にあるので、時に怒りの矛先が支援者に向けられることもある。このような現場で活動を行うとき筆者が最も大切にしていることの一つに、決して一人で活動しないということがある。今回の災害派遣における活動でも、われわれは常に複数名のチームで行動することにした。そしてどれほど忙しく、夜遅くまで活動した日も、一日の終わりには必ずチーム全員でミーティングを開き、情報交換を欠かさないようにした。そしてミーティングでは単に情報交換を行うだけではなく、その日の活動で苦労したこと辛かったことを自由に話し合うようにした。また成功した例を共有し、失敗した例から教訓を得ようとした。このようにして情報だけでなくお互いの感情も共有することによって、チームとしての団結を固め、メンバー相互のつながりで厳しい環境での活動を乗り切ったのである。

なおこのミーティングの要領については、本書の第六章に紹介するのでそちらを参照されたい。

惨事ストレスケアは、通常のメンタルヘルス活動以上にエネルギーを必要とする活動である。われわれ専門家自身も、傷つきやすい心を持った生身の人間であり、周囲とのつながりで支えられていることを自覚しておかなければならない。

Column

真に効果的な対策は現場にあり！ 3

筆者はこれまでに災害派遣、自殺のポストベンション、そしてイラクやハイチへの海外派遣などのさまざまな現場で活動してきた。それらの現場はすべて、日常からかけ離れた非日常の世界であり、そこにはさまざまな問題やそれに伴うストレスが存在している。それらの現場に専門家として介入するわれわれには、当然そこにある問題に対する解決策を提案することが求められる。

もちろんこれまでの経験から具体的な対策を示すことができる場合もあるが、そうでないことも多い。そもそものような現場は惨事ストレス下に近い混乱の中にある。予想もしなかったようなことが次々に起きるし、専門家と言えどもそれらのすべてに対応できなくても無理はないのだ。

そのようなときに重要なのは、現場の力を信じるということである。もともと一対一のカウンセリングにおいても、カウンセラーはすべての問題に対して解決策を助言するわけではない。むしろクライエントのこれまでの取り組みを参考にして、それを完成させていく過程を支援することの方が多い。

惨事ストレス等の現場への介入においても、これと同様のことが言える。現場の人々が苦境にあって編み出してきた対策には、われわれ専門家も時としてうならされるようなものがある。われわれはそうした対策に専門的視点から助言を加え、より効果的なものに仕上げる手伝いをすれば良い。そしてそれらの対策を他の現場にも伝えていく役割を果たせば良いのである。

第四章　組織のメンタルヘルス

「つながり」で支えるメンタルヘルス

1　メンタルヘルスの専門家とは

筆者は仕事の関係でカウンセラーの養成や職場のメンタルヘルス教育などを担当することが多い。そうした教育の場でよく受講者に対して次のような質問を投げかける。それは、メンタルヘルスの専門家とは誰かという質問である。この質問に対して多くの受講者たちは、カウンセラーとか精神科医といった回答をしてくれる。その時彼らは、いったい今さら何を聞くのかといった表情をしていることが多い。一般の人々にとってメンタルヘルスの専門家とは、やはりカウンセラーや精神科医などの限られた人々であり、多少その幅を広げても他科の医師や看護師など医療の枠組みの中に限られるようである。

しかしながらその質問に対する筆者の答えはそうではない。そもそもメンタルヘルスという非常に大きな問題を、医療という限られた領域だけで支えられるわけがない。カウンセラーや精神科医はなるほど専門家であるが、それぞれ心理学や精神医学の専門家なのであって、メンタルヘルスという大きな問題全体の専門家ではない。メンタルヘルスとは人の心の健康を維持、増進するという非常に幅広い問題であり、およそ人と関わる仕事をしているすべての人がそれぞれの分野でこの問題を支えているのである。それは図4-1のようにメンタルヘルスという巨大な屋根を、複数の柱が支えている様子にたとえることができる。カウンセラーや精神科医はそれぞれが太い立派な柱であることは確かだが、それだけで大きな屋根を支えているわけではない。職場の上司や人事労務担当、教育機関や福祉施設、地域や家庭など多様な柱がそれぞれの役割を果たしているのである。

しかしながら教育における質問への回答にも見られるように、メンタルヘルスの重要性が声高に叫ばれる昨今、その重責はごく一部の限られた専門家だけが負わされているように思われてならない。わが国では一九九八年頃から自殺者数が急激に増加し、それ以来十四年間にわたって年間三万人を超える人々が自ら命を絶つという状況が続いてきた。そのような状況の中で自殺を予防するために最も重視されたのが、精神疾患の早期発見と早期受診であった。筆者が所属する防衛省においても同様で、自殺予防教育を繰り返し実施して、うつ病などの兆候に気づき早めに精神科受診をするように訴えてきた。その効果は精神科受診者、特に軽症患者の増加という形で徐々に現れてきた。精神科医療への偏見や抵抗がなくなり、精神科受診への敷居が低くなったことを当時肌で感じたものであった。しかしながらその反面、この流れは心の不調はすべて精神科に任せるべきという誤解を生んだのではないかと思う。人は人である以上、さまざまな悩みを持つのが当たり前である。悩みの結果として病的な症状が現れた場合には精神科を受診する必要があるが、悩みの原因をすべて取り除くのは精神科の役割ではない。先にも述べたように本来職場や学校、家庭などがそれぞれの役割を果たさなければならないのである。

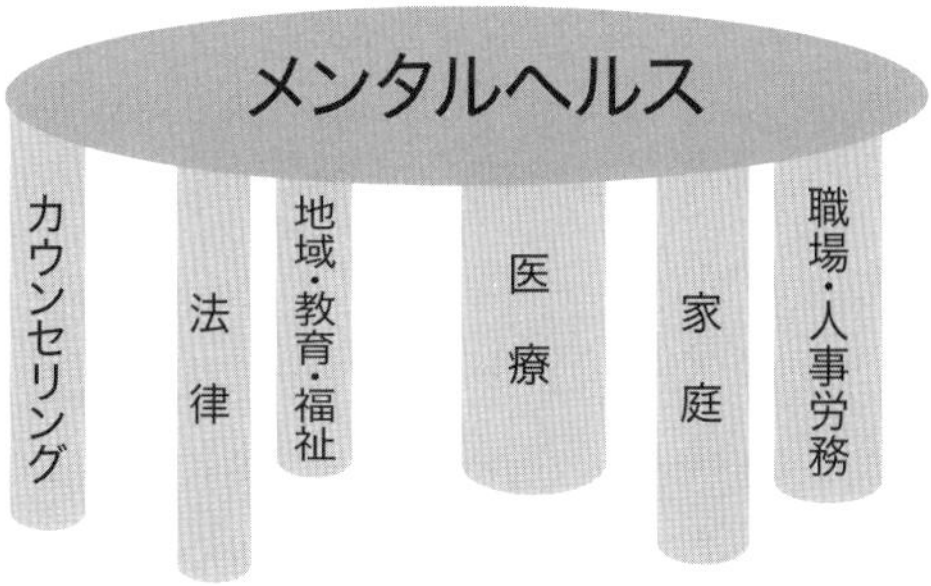

図4-1　メンタルヘルスという屋根

2　つながりで支えること

すでに何度か述べてきたように人間は本来集団として生きる動物である。何らかの問題が起きたときに、それを個で受け止めるのではなく集団で受け止めることによって、安全にそして効率的に問題を乗り越えてきたのである。第二章で述べたが、強い衝撃を受けたときわれわれ人間は激しく混乱し、感覚を麻痺させることで外界の刺激を遮断しようとする。この状態はまさに周囲に対する回路を閉ざした状態であり、自分一人の閉ざされた回路の中だけで問題に向き合うことになってしまうのである。それは非常に限られた情報と狭い思考範囲の中で問題解決を進めることであり、思考の悪循環やきわめて極端な決心に陥ってしまうことが多いのである。人は所属する集団の中で、縦・横・斜めさまざまなつながりを持ち、そこに生ずる新鮮な流れによって冷静な思考と問題解決に向き合う勇気を得ることができるのだと思う。

本書では「つながりで支える」を一貫したテーマとして捉えて論を進めてきた。一般にカウンセリングにおける関係性について考えるとき、それはカウンセラーとクライエントの二者関係に限定される場合が多い。しかし本書で取り上げるつながりとは、二者関係にとどまらず、クライエントの周辺のさまざまな支援者とのつながりも含んでいる。さらに言うとそれはカウンセラーと誰かの間の個別の関係を扱うことではなく、複数の関係が織りなすネットワークとしてのつながりを扱うことなのである。先ほどの図4－1による説明に付け加えると、メンタルヘルスという大屋根を支える複数の柱は、そのままでは孤立しており何かが足りない状態である。そこに足りないのは図4－2のように柱と柱をつなぐ梁（はり）であり、それによって初めて大屋根は安定するのである。カウンセラーはまさにこの梁としての役割を果たす必要がある。目の前のクライエントに向き合うだけではなく、さまざまな支援者と積極的につながり合うことで、より安定したサポートを提供できるように働きかけるのである。これが真の意味でのつながりで支えるということであり、カウンセラーが関係性の専門家であるという理由である。

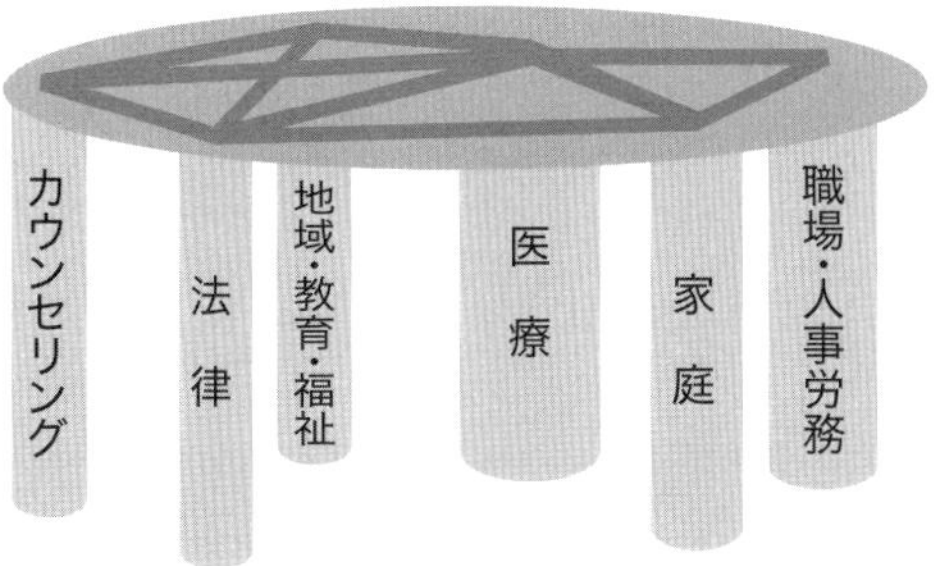

図4-2　柱をつなぐ梁

カウンセラーが果たす機能

1　カウンセラーに求められるもの

筆者が所属している防衛省では、ここ数年の間に百名を超える臨床心理士を採用して、まさに組織におけるメンタルヘルスの中核をになう存在として期待している。こうした事情もあり筆者は新たに採用された多くの臨床心理士と知り合うことになった。彼らとの出会いから筆者自身も多くのことを学ばせてもらった。その中で一つ意外に感じたのは、カウンセラーがクライエント以外の関係者と接触を持つことに対して、かなり強い抵抗を感じている人が多いということであった。本書の始めに述べたように、筆者はもともと自衛官として組織の中で育ってきた。また大学院でもキャリアカウンセリングを専門に学んだこともあって、一般的な臨床心理士とやや異なるキャリアを形成してきた。キャリアとは簡単に言うと、職業を中心にした幅と奥行きのある人生のプロセスそのものである。たとえばうつ病の人のカウンセリングを行う場合でも、テーマは治療のみではなく、病気とつきあいながら職業人や家庭人として、人生を生きていくことにまで広がっていくのが普通である。このように考えてみるとキャリアという幅と奥行き、そして流れがあるプロセスを効果的に支えていくために、誰かがその全体を俯瞰しバランスをとる必要がある。そしてカウンセラーはこうした期待にも、しっかりと応えていかなければならないと思っている。

それではここで、カウンセラーが果たすべき四つの機能について説明することにする（表4－1）。

2　四つの機能

①カウンセリング

その一つ目はカウンセリングである。カウンセリングはカウンセラーが果たす機能のまさに中核に位置するものである。カウンセリングに対する筆者の定義はすでに述べたが、温かい信頼関係を構築して、クライエントの問

表4-1　カウンセラーの機能

1. カウンセリング

温かい信頼関係を構築し，問題解決過程を支援する。機能の中核である。

2. アセスメント

支援に必要な情報を収集すること，広義のアセスメントを指す。

3. コーディネーション

複数の支援者をチームにまとめる調整機能であり，ネットワークのつながりで支えるために重要である。

4. コンサルテーション

他の専門家に対して行う専門的助言のこと。

題解決プロセスそのものを支援していく。

②アセスメント

アセスメントはカウンセリングと同時並行的に行われるもので、支援が必要とされている問題の質や程度はどのようなものか、問題解決に役立つものは何かなど、支援を効果的に進めるために必要な情報を収集することである。アセスメントは狭義では心理テストと同義で使われることがあるが、ここで言うアセスメントはクライエント本人や、周囲の人々からの情報などを含む幅広い意味で用いている。

③コーディネーション

コーディネーションは、クライエントを取り巻く複数の支援者を効果的に結びつけて、チームとして最大限の支援を引き出すための機能である。メンタルヘルスという屋根を支える複数の柱に、梁を通す役割でありネットワークのつながりで支えるために極めて重要である。

④コンサルテーション

コンサルテーションは、カウンセラーが他の支援者に対して行う専門的な助言である。医師は医療の、上司や人事担当者は職場や人事労務の専門家と捉え、心理学等の専門家たるカウンセラーが助言を行うのである。医師はともかく職場の上司を専門家として捉えることに違和感を抱く方がいるかもしれない。しかし筆者は上司だけでなく家族も家庭における専門家として、さらに言えばクライエント自身も自分自身の専門家として扱うことにしている。それぞれの人が知っていることに比べて、われわれカウンセラーが知っていることなどごく限られたわずかなことにすぎないと思うからである。

当初筆者はこの他に五つ目の機能として心理教育をあげていた。しかしここで述べたようにクライエントも含めてすべての人を専門家として捉えると、心理教育の機能はコンサルテーションの中に含まれるのではないかと考えるようになった。ここで筆者が言いたいことは、単にカウンセラーとクライエントの関係は上下のない対等の関係だということではない。もともとカウンセラーには基本的な姿勢として、クライエントを独自性を有する存在として尊重することが求められている。この考えは筆者が初学者であった頃から、何となく頭ではわかるが実感としてはなかなか理解しがたいものであった。しかしながらクライエントを「クライエントの人生を直接体験している唯一の専門家」と捉えた時、その考えは筆者の中にすっきりと収まっていったのである。われわれカウンセラーには、クライエントをクライエント自身の専門家として尊重し、対等に向き合う姿勢が必要なのではないだろうか。

以上カウンセラーが果たすべき機能について説明した。しかしながらこれは筆者が活動してきた現場で整理したものにすぎない。以前に比べてカウンセラーが働く領域は格段に広がりつつあり、その中でカウンセラーに求められるものは多岐にわたるであろう。それゆえ筆者の考えがすべての場合に当てはまるわけではない。しかしながらどのような場面で活動する場合にも、このようにカウンセラーが果たす専門性を機能別に分けて考える習慣は、きわめて重要なものであると考えている。

組織に働きかける

1　組織を知ること

本章ではここまで、カウンセラーが組織の中でメンタルヘルス活動を行う上で知っておくべき基本的な事項について述べた。カウンセラーはメンタルヘルスの有力な柱ではあっても、唯一の柱ではない。人に関わるあらゆる立場の人々が、それぞれの専門性を生かして支えていくのがメンタルヘルスという大きな屋根であった。そしてカウンセラーはカウンセリングという唯一のツールで、クライエントだけとつながっていればよいのではなく、アセスメント、コーディネーションそしてコンサルテーションといった複数の手段を適切に操り、組織そのものに働きかけていく必要があることを説明した。

それではカウンセラーが上記のような専門性を発揮して、組織に働きかけていくにはどのようなことに気をつければよいのだろう。筆者がこれまでにさまざまな活動を行ってきた経験から言えば、それはカウンセラーが組織についてよく知るということである。個としてのクライエントがさまざまな個性をもっているのと同様に、所属する組織もまた多様な個性を持つ存在である。われわれカウンセラーは目の前のクライエントとの関係を重視するあまり、クライエントや自分自身が所属する組織に対する理解を疎かにしすぎているのではないかと思うことがある。これは自分自身の活動を振り返っての感想だが、新しく組織に入ってきた臨床心理士に対して抱く思いでもある。

再びキャリアカウンセリングについて触れると、人は職業生活において選択と適応を繰り返す過程で成長していくものであると考えられている。ここで言う適応とは個人を取り巻く環境との適応であり、カウンセラーはクライエントが安全で無理のない適応を果たせるように支援するのである。言ってみればわれわれの身の回りの現象は、ほぼすべてが人と環境との相互作用によって生じており、いずれかの側だけの問題として起きることなどほとんどない。むろん多くのカウンセラーはこうしたことを理解した上で、クライエントに向き合っているのだと思う。カウンセラー自身が特定の組織に属せず、独立した立場でカウンセリングを行っている場合は、上記のような理解にたった上で、主にクライエント側だけに働きかけて行くことが多いと思われる。しかしながら筆者のように、防衛省・自衛隊という組織に所属するカウンセラーの場合、その活動要領は大きく異なるのである。

さて、カウンセラーが組織に働きかけていく場合、いや直接組織に働きかけない場合も、クライエントが所属する環境としての組織について知っておくことは重要なことである。もちろん組織の細部にいたるまで理解する必要はないが、ある程度のことは理解しておかなければ、その環境との相互作用の結果としてのクライエントの反応を理解できない。個人がさまざまな価値観を持っているように、組織もまた多様な価値観を持っている。クライエントが属する（場合によってはカウンセラー自身も属する）組織の基本的な価値観については、それを理解しておく必要があるだろう。

2　組織に対する共感

たとえば筆者が所属する自衛隊のような、強くあることが求められる組織においては、カウンセリングのみならずメンタルヘルス活動そのものが理解されにくい。これについては、筆者が惨事ストレスケア活動などを通して直接やり取りしてきた、消防や警察などの関係者からも同様の話を聞いたことがある。こうした組織ではカウンセリングは弱さを受け入れ、それを助長するものとして認識されやすい。筆者がカウンセラーとしての道を歩み始めた頃は、特にそうした風潮が強かった。筆者はこれまでに全国の駐屯地で、自殺のポストベンションやメンタルヘルス教育などを行ってきた。それらの場で、参加者から「カウンセリングを導入すると隊員を甘やかすことになる」という意見が寄せられることも数多くあった。このような意見を無視していては、どのような効果的なメンタルヘルス施策を行っても効果がないばかりか、かえって反発を招き逆効果に終わることが多い。

筆者の場合はこうした教育の場で、数多くの指揮官たちとじっくりと語り合い、どうすればカウンセリングの必要性を理解してもらえるかについて考えた。「カウンセリングは隊員を甘やかす」という考えを持つ指揮官との話し合いは、一見何の接点もなく終わるかに思われた。しかしそうした機会を重ねるうちに、実はそうでもないということがわかってきた。彼らの多くは部下がカウンセリングを受けると、すぐに弱音を吐く癖がついてしまい、重要な場面で頑張り抜くことができなくなってしまうのではないかという不安を抱いていたのである。それに対して筆者は、限界を超えた時は勇気を持ってブレーキをかけ、他者の支援を受けて問題を解決し、速やかに本来の力を発揮できる態勢に立て直すことが必要であることを説明した。このようなカウンセリングを受けることによって、むしろ隊員は自らの弱点を知り、それを乗り越える方法を身につけていく。こうしたことを丁寧に伝えると、当初カウンセリングに反対していた指揮官たちも徐々に理解を示してくれるようになったのである。

これらの体験から筆者が学んだことは、カウンセラーが組織を理解する過程は、クライエントを理解する過程とよく似ているということである。カウンセラーが備えるべき基本的態度の一つ、共感的理解はカウンセラーがクライエントのことを「あたかも自分のことのように」理解していく過程である。同様にカウンセラーは組織理解においても、組織の立場に立って「あたかも自分の感覚であるかのように」それを感じ取ってみる必要がある。前述の筆者の体験のように、カウンセリングを推奨する筆者とそれに反対する組織という構図では、どうしても相反する意見のぶつかり合いになりやすい。こうしたときにカウンセラーは、相手の感情に巻き込まれず冷静に状況を分析する必要がある。これは個別のカウンセリングの中でもしばしば起きることであり、カウンセラーにとって決して難しいことではない。カウンセラーに激しい感情をぶつけるクライエントに対しても、われわれは巻き込まれることなく、混乱しているクライエントそのものを共感的に理解することができるはずである。このようなカウンセラーの努力によって、環境としての組織の特性を理解することができる。そしてそれはカウンセラーが組織に働きかけていく場面で役立つことになる。それは、前述の筆者の体験のように、組織にカウンセリングを広めていく場面だけでなく、クライエントに対する支援を通して行う、職場との調整場面においても同様に言えるのである。

3　折り合いをつける

さて、組織に所属するクライエントが抱える問題の多くは、すでに述べたように個と環境の相互作用の結果として発生する。たとえば職務内容の不適合、周囲との人間関係の問題などもその一つであり、メンタルヘルス不調を引き起こすきっかけとなりやすい。こうした問題の支援を行う場合、その解決がクライエントか職場どちらか一方だけの努力で成功することはほとんどないだろう。多くの場合はクライエントと職場双方の努力や工夫の結果として、最終的な折り合いが付けられるものである。こうした問題に関わるカウンセラーは、目の前のクライエントだけでなく、クライエントが所属する職場に対しても理解を深めていく必要がある。双方に対する理解を深めることによって、誰か一人だけが過大な犠牲を払うことなく、なるべく全員が受け入れられるような解決策を探っていくのである。もちろん実際にはうまくいくことばかりではない。個人と組織にはそれぞれの希望や要求があるので、どうしても噛み合ないこともある。そうした場合にもできるだけ相互が理解を深め、可能な範囲で折り合いを付ける努力をすればよいのである。

Column

組織を知ろう——アスリートのたとえ 4

本文でも触れたように、自衛隊や警察、そして消防などはその職員に対し強くあることを求める組織である。このような組織の中では、メンタルヘルスやカウンセリングは職員を甘やかすものであるという誤解が生まれやすい。

このような環境の中でカウンセラーが、真正面からメンタルヘルスの大切さを訴え、辛いときには相談することや無理せず休むことを説いたとしても、それは受け入れられないどころか反発すら招きかねない。

筆者の場合はことさらに心の健康を訴えるのではなく、身体面での安全管理やメンテナンスの考え方を、心の側面にも当てはめてみることを提案するところからはじめてみた。

一流のアスリートは肉離れを起こすまで筋肉に負荷をかけたりはしない。怪我をしないようにしっかりと限界を見極めて、効率的なトレーニングを重ねていく。仮に怪我をしてしまった時は無理せず、勇気を持ってトレーニングを休み、適切な治療とリハビリを経てより安定した復帰を目指すものである。

大リーグでイチロー選手が驚くべき記録を残し続けているのは、単に彼が人より多くの練習をしているからではない。記録の裏側にはこうした地味な努力の積み重ねが隠されている。

このように組織のメンタルヘルスに働きかける場合は組織を良く知り、受け入れられやすい言葉で伝える努力が必要である。

第五章　復職支援

復職支援の考え方

1　架け橋の必要性

第四章では、カウンセラーがメンタルヘルスの中で果たす役割を、一対一のカウンセリングだけに限定せず、より幅広く捉えて説明してきた。また本書で一貫して重視してきた、「つながり」で支えるということについても、その対象は個人だけでなく、ネットワークにひろがるということを訴えてきた。カウンセラーは関係性を扱うという最も専門性の高い能力を、クライエントとの関係のみに限定せず、周囲のネットワークとの間にも存分に発揮していくべきなのである。ここでは復職支援の場面で、どのようにしてカウンセラーが専門性を発揮していくのか、「つながりで支える」という点に焦点を当てて述べていく。

筆者は現在陸上自衛隊の東北方面隊メンタルサポートセンターでセンター長として勤務している。このセンターは医療と職場のちょうど中間に位置し、両者の架け橋としての役割を果たすことが期待されている。

すでに述べたように防衛省では、近年各種メンタルヘルス教育に力を注いできた。その結果精神疾患等に対する偏見は減少し、精神科受診者数も年々増加する傾向にある。しかしながら精神疾患等に対する理解はまだまだ不十分であり、うまく受診に結びつかず重症化してしまうケースもある。また適切な精神科治療によって症状が寛解したにもかかわらず、職場復帰の段階で再発してしまうケースも散見される。そこで筆者が所属するメンタルサポートセンターは、医療と職場の中間で患者（クライエント）が足を踏み外すことがないように、架け橋としての役割を果たすのである。ここでは当センターが行う支援のうち復職支援について説明する。なおメンタルサポートセンターは自衛隊病院という職域病院に隣接した場所にあり、精神科医療とはきわめて良好で連携しやすい関係にある。また支援の対象となるクライエントやその上司も、同じ防衛省に所属する職員である。そのため筆者がここで紹介する復職支援の要領は、やや特殊な条件の下で行われているものだと言えるかもしれない。

よってここで紹介する内容を参考にする場合は、それぞれの環境の特徴をよく確認し、慎重に検討した上で実施していただきたい。

2　支援の始まり

筆者が行う復職支援のケースは、その多くが職場の上司や職域病院の精神科医からの紹介で始まる。それらのケースの多くはさまざまな問題を抱え、職場復帰が難航しているものばかりである。職場復帰が難航している理由には、精神疾患が難治性で再発を繰り返しているもの、職場の人間関係や職務内容の不適合などの問題、あるいは金銭や家庭など個人的な問題が絡み合ったものなどさまざまなものがある。最初にあげた難治性の疾患の場合はともかく、その他の問題は通常精神科医療の現場では十分に時間をかけて扱うことはできない。しかしながら実際の復職支援の現場では、こうしたさまざまな問題が存在し、精神疾患の問題と複雑に絡み合っているのが普通である。

このようにして支援の依頼があると、まず筆者はクライエント（復職を目指している本人）に来所の意思があるかを確認する。ほとんどの場合、それは問題なく確認され、支援が開始されることになる。しかし中にはクライエントにはその意思がなく、カウンセリングという形では支援が始まらないケースもある。その場合は職員の復職を支援する上司への、コンサルテーションとしてケースが始まるのである。

3　基本的考え方

さてそのようにしてクライエントの意思が確認されると、クライエント、（クライエントの同意を得たうえで）家族、そして上司などに来所してもらい、復職支援の要領についての説明を行う。それらの後にクライエントに対してはカウンセリング、家族や上司に対してはアセスメントやコンサルテーションを中心に支援を行って行くのである。クライエントに対するカウンセリングは、何よりも信頼関係の構築を最も重視する。復職支援においては家族や上司との密接な連携が必要になるが、その場合もクライエントに対する守秘義務を最優先する。連携の必要性を丁寧にクライエントに説明して、その承諾を得たうえで慎重に進めていく。このようなセッションを進めていく過程で、クライエント、家族、上司それぞれに対して復職支援の基本的な考え方を説明するのである（表5−1）。

その基本的考え方とは、まず第一に復職支援過程は無理なくできるところから、きわめてスモールステップで段階的に進めていくということである。自衛官に限らず一般的に人は目標を与えられると、それを何とか乗り越えようと努力するものである。がんばって目標を達成するという考え方は、普段の生活の中では当たり前のように受け入れられている。しかしながら寛解したとはいえ、病み上がりの状態で復職を目指すときには、このやり方ではうまくいかないことが多い。心身の回復具合にあわせ、エネルギーを使い切らない範囲で少しずつ目標に近づいて行くという、きわめて慎重なやり方が求められるのである。

その第二は復職支援の要領には定型などなく、すべてがオーダーメイドだということである。筆者はよくクライエントやその上司から、復職支援のマニュアルやプログラムを示してほしいと求められることがある。彼らが求めているマニュアルとはどのようなものか聞いてみると、復職までの日程やその内容が明確に示されている計画書をということであった。またあるいは職場の上司が、自分で作成した復職支援計画を持参することもある。これらの計画書もそのほとんどが、復職までの予定がきめ細かに書き込まれた、まさに「しっかりした計画書」である。

しかしながら筆者が行う復職支援は復職の目標となる期日を示すことはない。また、出勤訓練いわゆる試し出勤などについても、前もって緻密に計画するようなことはしない。このあたりはおそらくいろいろな考え方があると思うので、筆者のやり方が最良であるとは言い切れないと思う。またクラ

表5-1　復職支援の基本的考え方

1. 無理なくできることから，極めてスモールステップで段階的に進めていくこと。
2. 復職支援の要領には定型などなく，すべてがオーダーメイドで行われる。
3. 上司や家族などの関係者を，サポートチームの重要な一員として扱うこと。

イエントが所属する組織風土や、復職支援制度のあり方にもよるので、そこをよく検討した上で参考にしていただきたい。どのような職場でも復職支援のために使える時間には限りがある。しかしながら早く復職することだけにとらわれると、結局は不十分な状態で復職することになるため、すぐに再発してしまうことになりかねないのである。筆者はより早い復職よりも、より安定した復職を目指すべきだと考えている。そのためには復職というゴールをあまり意識せずに、日々の生活や出勤訓練に目を向ける必要がある。短距離を必死で走り抜けて倒れ込んでしまうのではなく、復職後もゆとりを持って長距離を走り続けられることに意味がある。復職支援は目標を決めてチャレンジするのではなく、その期間を通して自分の心身をうまくコントロールする方法を学ぶものであると考えた方がよい。

そして復職支援の基本的な考え方の第三点目は、上司や家族もサポートチームの一員として参加してもらいたいということである。そしてすでに述べたように筆者は、上司は職場、家族は家庭における専門家として対応することにしている。これもすでに述べたことだが、特に職場の上司の中にはこのような問題を精神科医やカウンセラーに完全に任せてしまおうとする人がいる。極端な場合は「完全に治して職場に戻してください」と言うだけで、積極的に連携をとろうとしない上司もいる。しかしながら復職支援は精神科医やカウンセラーだけが行うものではない。職場の環境調整や家庭での生活改善など、日常生活の中で周囲の人が支える部分は大きいのである。

上記のような連携に消極的な上司も、すべてが非協力的であるというわけではない。むしろ復職支援において自分が果たせる役割があることを知らないために、精神科医などの専門家に任してしまった方がよいと考えている人も多い。よって筆者はなるべく早期に上司や家族との面談を設定し、彼らの積極的な参画を促すようにしている。

以上筆者が行う復職支援の基本的考え方を述べた。このようなことを支援の終始を通して、クライエント、家族、上司などにわかりやすく説明していくのである。

つながりで支える復職支援

1　段階的に進める

次に筆者が行っている復職支援の流れについて詳しく説明することにする。ただし復職支援のケースはそのすべてが独自性を有しているため、一つとして同じものは存在しない。そのためここで紹介する支援の要領もあくまでも大まかに共通部分を捉えたものであるにすぎないことに注意が必要である。

クライエントとのカウンセリングの中では、まず症状がどれだけ安定しているかを確認する。担当医とも連絡を取り、症状が落ち着いていることが確認できれば復職支援の要領についてクライエントとともに考えていく。ただしここでいきなり出勤訓練について検討するのではなく、まずは家庭での生活リズムが安定しているか、そして出勤訓練に耐えうる活動性があるかを確認する。これまで長期間自宅に引きこもっていたクライエントが、症状が落ち着いたからと言って、いきなり職場に出ていくのはあまりにも無謀なのである。まずは朝起きて夜眠るという自然な生活パターンを整え、次に日中は服を着替えて靴を履き、どこかに出かけるというパターンに身体を慣らしていく。

筆者は以前から、この段階で図書館への通勤（図書館訓練）を取り入れることが多い。図書館は職場ほど緊張しないが、それなりに気をつかう公共の場であり、職場の一歩手前にある格好の練習場所になる。また図書館訓練の実施を検討する段階では、クライエントの自宅周辺において使いやすい図書館があるか調べるところから、クライエントの自主性とモチベーションを引き出す効果も期待できるのである。

外出訓練や出勤訓練を始める前に、自宅内で完全に生活のリズムを整える方が重要であるという考え方もある。もちろんある程度のリズムが自宅内で確立している必要はあるが、そこから先はむしろ外出や出勤という日課を作ることでリズムを整えるべきであろう。図書館訓練などの外出を生活の中の核として位置づけ、規則正しい生活のリズムを築き上げていくのである。

このようなことができて初めて職場への出勤訓練の段階が始まる。しかし筆者の場合、ここまではクライエントに対して、あまり出勤訓練そのものについて話題にせず、単に生活リズムの確立という目的で関わっておくことが多い。そして次のステップとして出勤訓練を話題にした時、多くのクライエントは職場に行くことに対して不安を口にする。ここでようやく「これまでの生活リズム作りや図書館訓練は出勤訓練の前段階としての意味を持っていた」ことを説明するのである。出勤に対して不安を感じていたクライエントにとって、「実はすでに出勤訓練を始めており、それはすでに順調に進んでいる」という気づきは、われわれカウンセラーが思う以上に勇気づけられるものになる。

出勤訓練を検討する段階で重要なことはクライエントの焦りと不安である。筆者は復職支援カウンセリングでカウンセラーが扱うのは、「焦りと不安だけ」と言っても過言ではないと考えている。たとえばクライエントと来週からの出勤訓練の要領を考える時、筆者はまずクライエントの自由な意見を聞いてみる。もちろんその前に前述した基本的な考え方について再度確認しておく。この際クライエントの答えが「明日から毎日フルタイムで出てみたい」というようなものであれば要注意である。これは言葉だけで判断するのではなく、こうしたことを答える時のクライエントの表情や話し方なども注意深く観察して、クライエントの焦りを総合的に理解する。どの程度なら妥当な線なのかはまさにケースバイケースで明確にはできない。しかし前述の説明を聞いた上で、明日から毎日フルタイムというのはいくら何でも性急すぎる。筆者の一般的なやり方は、最初は顔出しだけ何回かやってみて、次に二時間くらい、そして午前半日、一五時くらいまで、そして最後にフルタイムという段階に移行する。それぞれを何日間続けるかはまさにケースバイケースである。

2　焦りの対処――【事例E】

では実際にクライエントの強い焦りに気づいた時、どのように対応するのであろうか。ストレートに「そんなに焦ってはいけません、急がば回れです」といってわかってくれればよいが、そう簡単にいくことは少ない。焦っている人に焦るなと言うのはカウンセラーとしては、すでに戦略的ミスを犯していると言える。まずはクライエントが焦る気持ちを十分に聴き、受け止め、「焦るのも無理はない」ことを伝えるほうがよい。ここに十分時間をかけた上で初めて、焦りは悪循環につながっていくことを伝えるのである。ただこれも文字通りに伝えても効き目はないので、上手に比喩を用いて説明するのである。

うつ病で二カ月間自宅療養中だったEさんは、最近はかなり回復してきていた。通院している病院の担当医からも、そろそろ職場復帰を考えて良いと言われ、Eさんもその気になっていた。二カ月間完全に休んだEさんは、少しあせっていたのか「明日からでもフルタイムで出勤したい」と答えた。

Eさんの初診時から担当していたカウンセラーは、「いきなりフルタイムで行くのではなく、初めは二時間程度の出勤にして段階的に時間を延ばしていった方が良い」と考えていた。

しかしここでその意見をストレートに伝えても、復帰をあせるEさんの心には届かず、かえってEさんを意固地にさせてしまうだけだと考えた。そこでカウンセラーはEさんとのカウンセリングの中で、以前冬の朝に雪道を運転していて、危うく事故を起こしそうになった時の話をしてみた。その上でうつ病からの職場復帰も、雪道の運転と同様で急発進は事故につながりかねないことを説明した。

長期間自宅で休んでいたEさんが職場復帰を目指す時、一日でも早く復帰したいと考えても無理はない。しかし今回初めてうつ病になったEさんにとって、職場復帰は未体験のことであり、それがどれほど困難な道のりであるかよくわからなかったのである。

このような時に雪道の比喩は、すでにEさんが経験したことのある雪道の走行という喩えによって、急発進が危険を招くというリアルな感覚を伴った理解を伝えることができる。このように比喩には形のない抽象的なものを、すでにクライエントが知っている他の物事にたとえることによって、より生き生きとしたわかりやすさを伴って伝える効果がある。

次にこの例でのEさんには、強い焦りが感じられる。この焦りはすでに関係ができているカウンセラーの助言に対してさえも、強い抵抗を生み出す可能性がある。「早く復帰したい」という思いが強ければ強いほど、それに反対する意見に対して強い抵抗を抱きやすくなるのである。このような時に真正面から「あせらないように」と助言をしてもまず受け入れられるものではない。それどころかあまりこだわりすぎると、信頼関係の悪化を招く恐れすらある。そこで上記のような比喩を用いることで、クライエントの抵抗の壁を上手にくぐり抜け、必要なことをクライエントの心に伝えていく。クライエントが必死に守ろうとしている復職への急発進から、雪道での急発進という話題へ一度注意を向けてみるのである。そしてクライエントが土俵からおりて、少し肩の力を抜いたところで雪道での急発進の危険について説明する。そうすることによって、「ゆっくりスタートする方が安全でうまくいく」という本質的に大切な部分をクライエントに伝えるのである。本質的な部分が伝わったあとで、再び復職の話に戻った方が、より効果的にカウンセラーの提案を伝えることができる。

3　不安の対処――【事例F】

不安についても同様に比喩を用いて対応する。出勤訓練を前にしてどうしても不安が強く、次の一歩を踏み出せないクライエントもいる。

うつ病で五カ月の自宅療養をしてきたFさんは、近々始まる出勤訓練について強い不安を感じていた。実はFさんには出勤訓練に関する苦い思い出があった。Fさんは二カ月前に一度出勤訓練を行っていた。しかしその時は長期間休んだ分を取り戻そうとして、無理な勤務をしたために二週間ほどで症状が悪化し、再び自宅療養を余儀なくされたのである。Fさんは今回の出勤訓練でもすぐに調子を崩してしまうのではないか、とても今の状態では職場の期待に応えられないのではないかという不安を抱えていた。

Ｆさんを担当しているカウンセラーは「Ｆさんは前回の失敗のために出勤訓練に対して過度な不安を抱いている」と感じていた。しかし焦りの場合と同様に、この場合も不安を否定するのは得策ではない。この場合もカウンセリングの基本に立ち返ると、「クライエントの不安を否定せず受け止めること」から対処は始まる。出勤訓練を目前に控えたクライエントが不安を感じるのは当然のことである。ましてＦさんのように一度失敗したクライエントの場合は言うまでもない。

そこでカウンセラーは、マラソンを走る時にしっかり準備運動をして筋を伸ばし息をあげておけば、本番はケガなく最後までしっかり走れるものだということを話した。そして不安は新たな一歩を踏み出す時の心の準備運動であることを説明した。

不安をよくないものと思い、何とか押し殺そうともがいているクライエントに対し、それがクライエントにとって当たり前の反応であるばかりか、不安があるからこそ慎重になり、安全な復職に結びつくのだという理解は、クライエントを力強く勇気づけてくれるのである。

4　職場との連携

クライエントとの間でこのような話し合いをしながら、職場の上司とも連携をとっていく。前述した基本的な考え方を伝え、さらに理解を深めてもらう。そして実際にクライエントが一歩を踏み出す時、職場の体制が整っているように準備を依頼するのである。

復職支援に関する制度は各職場によって大きく異なるので、出勤訓練に際しては制度をよく理解した上で実施することが重要である。出勤訓練の制度が整備されていない職場においては、病気休暇や休職中の出勤は出勤として認められない。そのため職場に行ったとしてもそこで労働性が問われるようなことは行えない。さらに職場への行き帰りを含めて、事故などに遭遇しても労働災害等として認められないので注意が必要である。筆者が所属する防衛省にも正式な出勤訓練の制度はないので、病気休暇や休職中の場合はクライエントと上司の合意に基づき場所を借りるという考え方で実施している。制度上の問題とリスクを伴う出勤訓練であるが、実際問題としてこうした過程がなければクライエントの復帰は困難である。したがって結果的にはそれが個人と職場の双方にメリットをもたらすということを説明していくのである。

出勤訓練の実施が決まれば、職場とは具体的な準備について調整を行う。職場の業務予定では、いつから受け入れ可能か、どの部屋でどのような立場で、何をして過ごすかなどについて検討する。上司の中にはこれらのことをカウンセラーや病院に任せてしまおうとする人もいるので注意が必要である。出勤訓練の制度がない場合は言うまでもないが、それが整備されている場合でも職場に関するエキスパートは上司であるということを忘れてはならない。そのことを丁寧に説明して、上司の協力を引き出していくのである。筆者の場合は必要に応じてクライエントの職場まで出張して、実際に現場を見て上司や同僚と話し合うようにしている。クライエントを取り巻く人々の不安や疑問にも答え、できるだけ安定した受け入れ態勢を構築できるように努力するのである。

5　コーディネーターとしての役割

上司と連携する際には、復職支援過程におけるカウンセラーの位置づけを明確にしておくことが大切である。カウンセラーはクライエントに対する個別のカウンセリングを行うだけではなく、サポートチーム全体のコーディネーターとしての役割を果たす。それぞれのサポーターがバラバラに支援するのではなく、適切な連携を図りながら全体として調和のとれた支援を進める必要があるのだ。たとえば筆者は、出勤訓練の進め方について事前に職場と連絡を取り、実際に職場で実行可能な出勤訓練要領について、ある程度の幅を持ってあらかじめ検討しておく。その上でカウンセリングの中でクライエントと出勤訓練の内容について話し合い、最終的な実施要領について決定するのである。このように復職支援過程におけるそれぞれの役割を、ある程度明確にしておくことでクライエントが余計な混乱に陥ることを防ぎ、より質の高いサポートを提供することができるのである。

では実際に出勤訓練を行う際、具体的にはクライエントにどのような作業をしてもらえばよいのだろうか。まず出勤訓練の制度がない場合には、危険や責任が少なく単純な作業が適している。たとえば読書や資料収集、資格取得の勉強など負担が軽く多少の達成感があるものが望ましい。出勤訓練中の労働が認められている場合には、軽い事務作業やその手伝いなど周囲の人の助けになるようなものであれば言うことはない。どんな職場でも「誰かがやってくれれば助かるが、忙しくて誰も手をつけていない」ような仕事が探せば見つかるものである。

復職支援では、いかに上司をサポートの輪に引き込むかが重要である。この場合、具体的にはどういう作業がよいのかを上司自身に考えてもらうことが、上司にサポートの輪に入ってもらうことに結びつく。出勤訓練が始まる何週間か前から、あらかじめ上司にその旨を依頼しておく。上司を職場のことに関する専門家として扱い、サポートチームの一員としてメンバーに加わってもらうのである。具体的にいくつか上司に提案してもらったら、カウンセリングの中でクライエントと再度話し合い、出勤訓練の中で実施できそうな内容を選び、その結果を上司に伝え返す。なお、クライエントが管理職や専門職である場合には本来の地位と職務内容の不適合という問題が生じることがある。幹部職員に単純な作業ばかりさせるわけにはいかないというわけである。このような場合には復職のためのトレーニングであるという割り切りが、ある程度必要なことを伝える。つまり、出勤訓練中に行う業務そのものに意味があるのではなく、それはあくまでも復職のためのトレーニングなのだということを説明するのである。またこうしたことを上司から、出勤訓練を行う職場の人々にもしっかり説明してもらうように依頼する必要がある。

6　ステップアップの判断

実際に出勤訓練が始まると毎週、その週の出勤訓練での様子についてクライエントと話し合う。無理なくできているようなら翌週少しだけステップアップしていく。この際も初めに述べたように、クライエントの焦りと不安を注意深く観察する。こうしたことを繰り返しながらスモールステップを少しずつ登って行き、いずれフルタイムで出勤できるようになるのである。

出勤訓練が順調に進むと、次は復職を判定する段階に入るがここがもっとも難しい部分であると言える。所属する組織によってその判定要領はさまざまだが、支援する立場によってその適否の判断には大きな差が現れやすい。多くの場合症状の寛解をもって復職可能と判断する主治医に対して、職場側はかなり慎重な姿勢を見せる。しかし図5－1のように、精神疾患にはもともと再発の可能性があるうえ、回復過程には不安定な波が現れるものである。復職判定を厳格にしすぎるとクライエントにプレッシャーを与え、かえって復職を困難にさせてしまう。むしろ復職判定を厳格にすることよりも、再発の可能性はあるという前提に立ち、復職支援と復職後のフォロー体制を万全にする方が効率的なのである。

筆者が行う復職支援のケースでは、復職の時期は表5－2のように決められる。まずはフルタイムで一定期間、毎日出勤訓練ができていることが前提となる。そしてクライエントを取り巻くすべてのサポーターが、ある程度安心して復職可能と判断できるような時期を探っていく。この一線を越えたら復職可能というような明確な線はなく、クライエントや主治医だけの意見で決められるものでもない。復職とはクライエントだけの問題ではなく、クライエントが戻っていく環境との総合的な問題なのである。クライエントを取り巻く人々が安心して復帰の時期を迎えることが、結果的に良好な予後としてクライエントと職場双方の利益にもつながっていくのである。

しかしながら実際にはこのように円滑に復職が決まるケースばかりではない。特に再発によ

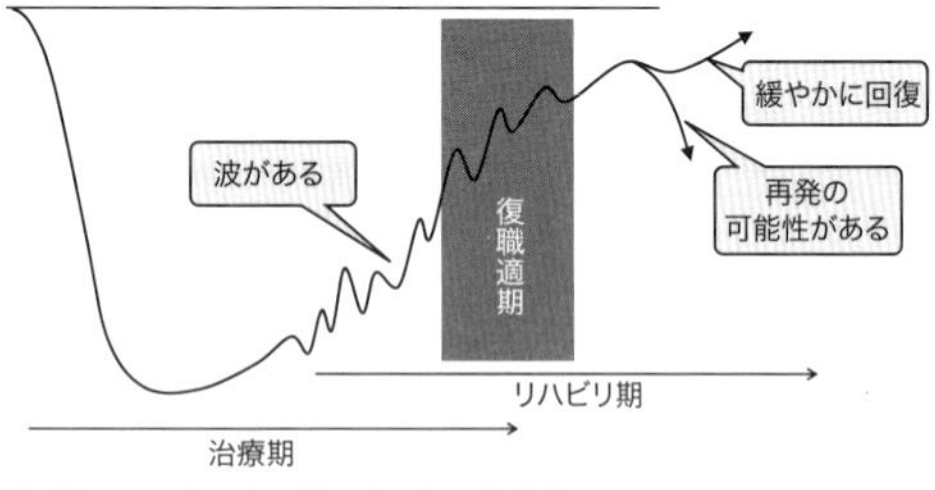

- うつ病などの精神疾患は，治療により回復するがその期間は様々で長期にわたる場合もある。また回復期には多くの場合波があり，不安定になる。さらに回復期には再び症状が悪化する可能性もある。
- 復職時期は早すぎると危険であるが，慎重になりすぎるのも問題である。復職時期の判断においては，ベストのポイントを求めすぎず，ベターな時期で折り合いを付けることが重要である。

図5-1　うつ病などの経過

る休職を繰り返しているような場合は、クライエントと職場側の双方が冷静さを失いやすい。まず職場側はより慎重にクライエントの回復を確認しようとする。そのため出勤訓練の期間が、必要以上に長期化してしまうことがある。そうなるとクライエントの焦りは増し、復職のために無理をして出勤訓練の成果を残そうとしてしまう。このような場合カウンセラーは、職場とクライエントの双方が、望ましい復職の迎え方について冷静に考えることができるように落ち着いて支援する必要がある。特にこのようなときのクライエントはまさに背水の陣を敷いて出勤訓練に望むことが多い。しかしこのようなときこそカウンセラーは、クライエントの焦りに巻き込まれてしまわないことが重要である。むしろこのような場面で復職支援におけるカウ

表5-2　復職を判断する基準

1. 症状が安定しており，主治医が復職を可能と判断していること。
2. 一定期間安定してフルタイムの出勤訓練ができていること。
3. 上司や家族の理解と協力が得られ，サポート態勢ができていること。
4. カウンセリングを通して心理的な安定が確認できること。

ンセリングの真価が問われると言える。

7　復職支援のゴールとは

すでに述べたように復職支援カウンセリングで扱う最も重要なものは、クライエントの焦りと不安である。多くのクライエントや職場の上司が望むように、精神疾患が完治して完璧な状態で職場に復帰できればそれに越したことはない。しかしながら実際には精神疾患の回復期は、長期間にわたり不安定な状態が続くことが多い。そしてクライエントはこの不安定な時期に、焦りや不安を抱えながら元の環境に戻って行かざるを得ないのである。その焦りや不安を無理に抑え込もうとせず、ありのままに受け止めることが大切である。そしてクライエントが不安定な状態であっても、今の自分にできることを一つずつ積み上げていく過程を粘り強く支援するのである。筆者が目指す安定した復職とは、がんばって駆け抜ける特別なゴールではなく、一歩ずつ進むうち知らぬ間に通り過ぎてしまうただの地点なのである。

このようにして無事復職を迎えるクライエントだが、支援はそこで終わるわけではない。むしろ復職直後の時期は新しい環境での再適応が求められ、とにかくストレスの多い時期であるから注意深く観察しフォローしていく必要がある。クライエントだけではなく、上司や家族も復職後しばらくすると「喉元過ぎれば熱さを忘れる……」ということになりがちである。ここでカウンセラーは専門家としての目でケースを見守り、必要に応じてメンバーに注意喚起の鐘を鳴らす役割を果たす必要があると思う。

また、必ずしも復職を果たすことだけがゴールではないという視点も、時には必要である。「復職支援」という言葉にとらわれすぎると、復職のみが成功でそれ以外は失敗であると感じてしまう。しかしクライエントにとってゴールは復職だけではない。病気の症状やその他いろいろな理由で、退職してほかの道を目指す方がずっとクライエントのためになることもある。ゴールはこれしかない、という思いはカウンセラーのゆとりを奪い、冷静な支援を困難にさせてしまう。カウンセラーだけはクライエントの焦りに巻き込まれず、その状況の中でクライエントにとって最善の支援は何か？　を冷静に考えていくことが必要なのである。

8　復職支援での学び

このようにして行う復職支援であるが、筆者はこれまで長くこの仕事に携わってきた結果ひとつの考えを持つにいたった。復職支援は表面だけ見れば単に職場復帰をサポートするだけの活動に見えるが、その中身は非常に複雑で深みがあるカウンセリング過程そのものだということである。職場への復帰という過程の中でクライエントはこれまでの自分の生き方や頑張り方の癖を振り返り、自己理解を深めていく。クライエントは単に薬を飲んで休養を取ったから元気になって復職するのではない。それは出勤訓練を通して適度な休養を取り入れながら、新しい頑張り方や新しい生き方を学んでいく過程でもあるのだと思う。最近この段階のクライエントと話し合った中で、今まで短距離走ばかりを得意にしていた自分が、初めて長距離走に挑戦し、給水地点の使い方を練習しているようだという比喩を共有したことがある。

その意味で非常に大切だと考えていることがある。それはたとえ彼らが復職後再発したとしても、それは決して失敗ではないということである。多くのクライエントはそのような時、「また休職してしまった、せっかく復職したのに無駄になってしまった」と考えやすく、支えてきたカウンセラーも同じようにがっかりしてしまうことがある。しかしながら実はそうではない。彼らは再発を繰り返しながら「新しい頑張り方、休み方、生き方、ブレーキのかけ方、水の取り方、息継ぎの仕方……」多くのことを学んでいくのである。たとえ再発してもその過程で学んできたことは間違いなく身に付いているし、これからも役に立っていくのである。こうしたことをカウンセラーが知っておくと、落ち込むクライエントの前で穏やかに彼らを受け止めることができるのである。

筆者が目指すのは、メンタルサポートネットワークを構築し、それを成熟したものに育てることである。メンタルヘルスは精神科医やカウンセラーなどの一部の専門家だけが支えているものではない。メンタルヘルスはもっと大きく幅のある概念であり、その大屋根を精神科医、カウンセラー、そして職場や家庭など何本もの柱が支えているのである。こうしたことを少しずつ組織だけでなく社会全体に伝えていかなければならない。復職支援のスタート時点では「マニュアル化された支援プログラム」を求め、クライエントに対して一方的な指示か放置しかできなかった上司が、さまざまな体験を通して支援の終盤では、「復職支援とは部下（クライエント）との信頼関係に基づく双方向のコミュニケーションによって、その場その場で作り上げられていくものである」ということを学んでいく。

もちろんすべてのケースがこのようにうまくいくわけではない。しかしながら関係性の専門家であるわれわれカウンセラーは、単に目の前のクライエントの問題を解決することに終始せず、個々のケースを通して組織（社会）全体に働きかけていく姿勢を忘れてはいけないのである。

Column

マラソンに学ぶ 5

カウンセリングの勉強をはじめたばかりの頃の筆者は、ロールプレイなどの実技に関心があり、技法のトレーニングに偏りすぎていた。そんな時筑波大学大学院で師事した渡辺三枝子教授は、日常の生活の中でカウンセリングの能力を磨くことの大切さを教えてくれた。たとえば電車の中で横に座っている人々を観察し、その関係性を考察するだけでも実践的なトレーニングになると言うことであった。

それからの筆者はできるだけ日常生活に密着したところでカウンセリングについて考えるようにしてきた。筆者は最近ジョギングを趣味の一つにしており、先日札幌マラソンに参加した。本番の数日前、一緒に参加する友人の臨床心理士と練習していた時のことである。その友人はそれがはじめてのマラソン参加であったため、その日筆者はペースメーカーとして伴走していた。時折ペースをあげそうになる彼に、「ゆっくりゆっくり～」と声をかけると、彼は「これはカウンセリングと同じですね」と笑いながら感心していた。

思わずペースをあげそうになる彼の横で、変わらないペースで伴走する筆者の姿は、普段復職支援で向き合うクライエントの前にいるカウンセラーとしての自分自身の姿に重なったのだ。こうした体験はロールプレイや文献による勉強では決して得られない貴重なものを教えてくれる。

第六章　支援者自身のケア

——燃えつきないために

本書のはしがきに述べたように、筆者にとって本書を書き進める作業は、自分自身のキャリアを振り返り、吟味する作業となった。こうして振り返ってみると戦車部隊から精神科医療、災害派遣や海外派遣の現場まで、実にさまざまな現場で活動してきたものだと思う。それぞれの活動の現場を単純に比較することは難しいが、どれもクライエント一人一人の人生に関わる、重みのある現場であった。われわれカウンセラーはどのような場所であれ、こうした現場でクライエントと向き合い、その重圧を受けながら活動することが求められる。この仕事をしていると、よく一般の人から「いつも人の悩みを聞いていて辛くならないか」と質問されることがある。実はこの質問は、われわれ専門家にとっても非常に重要な意味を持っている。

筆者自身も初学者であった頃から、この問題については関心を持ってきたし、諸先輩や文献からさまざまな教えを受けてきた。日々クライエントと向き合い、彼らが抱えている深刻な問題や悲惨な現実をともに体験しながら、自分自身の心身の健康と冷静さをいかに保っていくのかは、専門家にとっては非常に重要な問題である。筆者がはじめてカウンセリングの勉強を始めた頃、どこかの研修会で言われた言葉に「同情と共感は異なる」というものがあった。「かわいそうに」と感じる同情と、相手の体験をまるで自分の体験であるかのように感じ取る共感は、本質的に異なるものである。そしてこの共感こそが、われわれカウンセラーがクライエントとつながるための最大の武器になる。しかしながらこの共感には大きなリスクが伴う。クライエントの体験に近づき、ありのままに感じようとすればするほど、カウンセラー自身も同様のストレスにさらされることになる。カウンセラーもまたクライエントと同じく、生身の人間であることに違いはない。そのようなわれわれは、どのようにすれば厳しいストレスから身を守り、専門家として安定した支援を提供することができるのであろうか。本章ではやはりつながりという視点から、この問題を検討してみようと思う。

共感的理解

1　共感を理解する

ここで支援者自身のケアについて考える前に、共感することについてあらためて整理しておくことにする。拠ってたつ理論を問わず、カウンセリングにおいて共感が重要な意味を持つことは今さら言うまでもないであろう。共感とは単に相手の気持ちを思いやることではなく、相手の体験そのものをあたかも自分自身の体験であるかのように感じ取ることである。カウンセラーは、カウンセリングを通してクライエントの話に耳を傾ける。そこで語られるさまざまな話を傾聴し、話の中身を詳しく理解する。しかしここで言うカウンセラーの理解とは、単に文章として内容を理解することではない。カウンセラーが行う理解とは共感的理解であって、それはすなわち感情、思考、体感など、クライエントの体験そのものを感じ取った上での理解でなければならない。しかしながらこの共感を言葉で説明するのは難しく、カウンセラーに対する教育を行うときにいつも苦労するところである。

2　あめ玉を使ったトレーニング

ここでは筆者がそうした教育の場面で用いるトレーニングの一場面を紹介して、共感の重要性について説明する。

筆者が行うカウンセラー教育の参加者は、十名から数十名で初級から中級レベルの人が混ざっていることが多い。こうした場面で筆者が共感について説明する場合、まず三名グループを作って座ってもらう。そこで全員にあめ玉を一つずつ配ってなめてもらうのだが、その際同じグループの三名はそれぞれ違う種類のあめ玉になるようにする。三名はそれぞれ話し手、聞き手、観察者となり、話し手は聞き手に対して、自分がなめているあめ玉について説明する。聞き手はそれを傾聴しながら、できるだけ詳しく話し手の体験を理解するようにつとめる。観察者は話し手、聞き手両者の様子を観察しておく。

当初多くの話し手は、「甘い」、「酸っぱい」、「リンゴの味がする」など、単純な説明で終わろうとする。聞き手側もまた、「なるほどリンゴの味がするんですね」と、単語を繰り返すのみである。しかし筆者が「リンゴの味ってどんな味だろう、赤いリンゴ、それとも青リンゴだろうか」とか、「舌触りはどう、滑らかかな、ざらざらしているかな」などと問いかけていくと、両者のやり取りはどんどん活発になっていく。二〜三分で役割を交代して体験したあとに、それぞれの感想を聞いてみると、実に多くの気づきが得られていることがわかる。

たとえばまずあめ玉の味といっても、それは単に甘い、酸っぱいというだけではなく、あめ玉の固さや舌触り、そして香りまで、さまざまな要素が含まれていることに気づく。また一言でリンゴ味のあめ玉といっても、リンゴにはいくつもの種類があるし、話し手が言うリンゴと聞き手が思い浮かべたリンゴは通常異なるものであることの方が多い。先ほどの筆者の介入がなければ、話し手は甘みの強いリンゴの味を伝えたつもりなのに、聞き手は酸味の強いリンゴを想像して理解するようなことが起きてしまう。双方はお互いに同じあめ玉の味について情報を共有したつもりになっているが、実際は大きな誤解が生じてしまっているのである。リンゴという形のあるものについての情報であっても、このような食い違いが起こるのである。カウンセリングの中で扱う情報は、さらに複雑で説明が難しいものばかりである。たとえばクライエントの「悲しい」という一言には、リンゴの味とは比較にならない複雑な情報が詰まっている。クライエントが悲しいというとき、われわれカウンセラーはその悲しさをどのように受け取り、理解しているであろうか。赤くて甘いリンゴの味を、青くて酸っぱいリンゴの味として捉えるような理解をしてはいないだろうか。

3　共感的理解の難しさ

クライエントの話を頼りに、クライエントの体験そのものを理解していくのは大変な作業である。しかしながらカウンセリングにおいては、この大変な作業を積み重ねることによってのみ、クライエントとの間につながりを築くことができる。そこでは言葉という情報だけにとらわれず、その表情や声色などクライエントが発するあらゆるメッセージに目を凝らし、今目の前にいるクライエントの体験そのものを全身で感じ取る必要がある。クライエントから受け取った情報は、カウンセラーによって処理されてさまざまな理解へと結びつく。その情報処理の過程で利用されるのが、カウンセラーの中に蓄積されている過去の体験である。たとえばわれわれは悲しいという感情を理解する時、単に「悲しい」という単語として理解するわけではない。悲しいという単語は、カウンセラー自身の体験を想起させた上で理解されるだろう。そこには胸を締め付けられるような体感を伴う感情としての悲しみがあり、カウンセラーは現実の体験とともにそれを理解するのである。しかしながらカウンセラーがそのとき感じている体験は、あくまでもカウンセラー自身の過去の体験を参考にして作り出された疑似体験であり、クライエントの体験そのものではない。そのため共感とは、カウンセラーが自らの体験を参考資料として引き出し、それと比較しながらクライエントの体験を想像して行く作業であるとも言える。

このように共感は、他者の体験を言葉の意味として理解するのではなく、カウンセラーの心と体をセンサーとして活用し、全体として理解する過程である。そのためクライエントが話す悲しみが、試験に落ちた悲しさや大切な人を失った悲しさなど、具体的な背景を伴っていればいるほど、カウンセラーの理解も自らの体験の影響を受けやすくなる。そのためこうした共感の作業は、熱心に行えば行うほどカウンセラー自身の心を揺さぶり、そのエネルギーを消耗させるのである。それだけにカウンセリングという専門的行為は、単に他者の悩みを聞くことと違い、大きなエネルギーを必要とするのである。

やや長くなったが、ここまでカウンセラーが行う共感についてあらためて説明してみた。カウンセリングの基礎として、誰もが当然のように重視している共感だが、こうしてあらためて見つめ直してみると、思った以上に奥深い意味が隠されていることに気づかされる。本書ではカウンセラーが最も重視すべき専門性を、関係性を扱う能力であると捉えている。そしてその関係性を適切に扱うために重要なのが、この共感という行為である。しかしこの共感には、カウンセラー自身の心を揺さぶり、エネルギーを消耗させるというリスクもつきまとう。われわれカウンセラーはその専門性を安定して継続的に発揮できるように、自分自身に対するケアについても真剣に考えておかなければならない。

カウンセラーとしての誠実な態度

1　消耗に気づくこと

カウンセラーが支援者としての自分自身を適切にケアするために、筆者が最も重要だと考えているのは、誠実な態度を保つことである。カウンセラーが保持すべき誠実さも、先ほどの共感的理解とともにカウンセラーが備えるべき基本的態度としてすでに良く知られている。カウンセラーはクライエントに対して、そして自分自身に対しても誠実でなければならない。今ここにいる自分自身の状態に気づき、ありのままの自分を理解して、それを受け入れておく必要がある。その時々の体調や、感情の変化など、自分自身の状態を客観的に観察し、理解しておくことは、効果的にカウンセリングを進めていく上でも非常に重要である。そしてこの誠実な態度の保持は、カウンセラー自身のケアという観点からも重要な意味を持つのである。

先ほどの項で述べたように、カウンセラーが行う共感的理解の過程では、カウンセラーは自分自身の心身をセンサーとして活用しながら、クライエントの体験を理解していく。その過程ではカウンセラー自身の過去の体験が、想像と理解の材料として引き出される。そのため共感的理解を深めていくと、どうしてもカウンセラーの消耗は激しくなりやすい。共感的理解とその代償としての消耗のバランスを取ることが、安定かつ継続して専門性を発揮するために重要なのである。

そこで重要なのが、今ここにいる自分自身の状態に気づき、それを受け入れるということである。先ほども述べたようにこうした態度は、カウンセラーの客観性を保ち、冷静にカウンセリングを行う上でも重要である。そしてそれ以上に、自分自身の健康を安定した状態に維持するためにも重要なのである。

さまざまな現場で、クライエントが持ち込む問題に耳を傾けながら、カウンセラー自身もクライエントと同じように、多様なストレスにさらされている。その過程においてカウンセラーが消耗するのは、決してカウンセラーが未熟だからではない。繰り返し述べているように、共感的理解という作業はその成り立ちからして、カウンセラー自身の消耗という代償を必要としているのである。このことをよく理解しておくことが、カウンセラー自身のケアを行うための第一歩ということになる。

2　カウンセラー自身の自己受容

そして次に大切なのは、カウンセラー自身もまたクライエントと同じように、生身の心身をもった人間であることを理解しておくことである。筆者はこれまでに同僚のカウンセラーや精神科医が、心身の不調に陥るところを見てきた。それは決して専門家としてのキャリアが短い人ばかりではなく、ベテランと言われるような人も含まれている。しかし筆者がそれらの同僚に対して、無理せず休養するように勧めても、すぐに受け入れてもらえることは少ない。そこでは専門家としての責任感が、休養を受け入れることに対して強く抵抗する。

このように専門家自身が心身の調子を崩したときに、自らの休養を受け入れることに対して強い抵抗を抱きやすい。その理由の一つは、すでに述べたような専門家としての職務に対する責任感である。そしてもう一つの理由は、専門家の自分自身が心の不調に陥ったことに対する戸惑いなのではないかと思う。そしてこうした反応は、筆者を含めて誰にでも見られることなのではないかと思う。筆者はこうした気持ちに対して次のように対処してきた。

カウンセラーはさまざまなクライエントの話を聞きながら、自己理解と自己受容を促していく。うつ病と思われるクライエントには精神科受診や休養を勧め、復職を焦るクライエントには、今の自分の状態に応じたアクセルの踏み方を選択するように勧めるのである。ふだんクライエントに対して行う助言を、どうして自分自身に対しては行えないのであろうか。われわれはクライエントと同じように、生身の心身をもつ人間である。クライエントと同じようにストレスを受け、同じように反応する存在である。われわれのもつ専門性はそれらの影響をできるだけ軽減したり、適切に処理するための方法に過ぎず、決してわれわれがクライエントよりも強い特別な存在であるというわけではない。ありのままの自分を認めるということは、特別な存在ではない自分を認めることであり、それは同時にクライエントも決して特別な人々ではない、という理解につながっていくのである。

第一章で武道の例を紹介して、本当の強さとは自分の弱さを知るところにあると書いた。それはカウンセリングを通して、クライエントが自らの弱さを受け入れ、その上で新たな一歩を踏み出して行く過程をたとえたものであった。しかし今ここで対象としているのは、クライエントではなくわれわれカウンセラー自身なのである。日々のカウンセリングの中で、クライエントに対して助言しているような考え方や生き方を、われわれ自身も実践できているかどうか時にはじっくりと振り返ってみる必要があるのだ。

専門家としての支援者自身も、クライエントと同じように生身の心と体をもち、それはさまざまなストレスの影響を受けている。ストレスの影響を受け、時には傷つくこともあるが、それは決して恥ずかしいことではない。そのことをしっかりと受け止め、適切な対処を施すことこそが専門家としてとるべき行動なのである。

ポジティビティの発動

1　ポジティビティとは

カウンセラー自身も生身の人間であり、ストレスによって消耗し、時には傷つくこともある。そうしたことをしっかりと認識することが、まず最初に重要であることを説明してきた。このことが理解できれば、あとは自分なりの対処方法をとればよい。休養、趣味、娯楽、リラクセーションなど、その方法はさまざまだろう。ここではそのような個々の具体的手法ではなく、日々の臨床活動の中で筆者が心がけている、ポジティビティという概念について説明する。ポジティビティとは、簡単に言うと「物事や対人関係の中で、肯定的な側面を見つけ出すこと」である。一般にもポジティブシンキングという言葉があり、物事を前向きに捉える考え方が推奨されている。ポジティビティは社会心理学の分野で研究されている概念であり、蘭千壽（一九九九）によると「ポジティビティは他者を好意的にそして肯定的に認知する傾向」と定義されている。そしてまた蘭は著書『変わる自己、変わらない自己』（金子書房）で、人が人を積極的に肯定でき、人が人を好意的に受け入れ、その人のようになりたいという自己参照―自己創出を駆動する心のシステムとして、パーソンポジティビティという概念を紹介している。

ふだんは楽観的な人でも、ひとたび悩みをかかえて深刻な状態に陥ると、一転して悲観的なものの見方しかできなくなることは多い。失敗が続いたとき、深刻な悩みを抱えている時、そして体調が悪い時などには、人は悲観的な思考に支配されやすくなる。われわれカウンセラーが向きあうクライエントのほとんどは、このような状態に陥っている人々であり、自力でそこから抜け出すことは困難である。こうしたときカウンセラーは、より楽観的な視点を示したくなるし、実際にそうした助言を提供することもある。しかしながら悩みの底にいるクライエントにとって、そのような楽観的な助言が受け入れられないことも多い。また、クライエントが抱えている問題があまりにも複雑で深刻な場合、カウンセラーの目で見ても楽観的な視点を見つけられないことも多い。特に慢性疾患を抱えているクライエントや、深刻な希死念慮をもつクライエントの場合、そう簡単に光は見えてこないのが普通である。前の項に述べたように、カウンセラーはクライエントの体験を、自分自身の体験のようにして感じ取っていくのである。こうした深刻な状態が続くと、時としてカウンセラーもクライエントの絶望の渦に巻き込まれてしまうことがある。

クライエントの深刻な絶望感を感じながら、その片側で冷静にケース全般を見渡し、そこに肯定的な側面を見つけていくのである。それは非常な困難を伴う作業になるが、深刻なケースを適切に支援しながら、カウンセラー自身の安全を守るためにも非常に重要なのである。

クライエントの絶望的な体験を共感しながら、そこに肯定的な側面を見つけていくためには、カウンセラーの積極的な努力が必要になる。もちろん人にはもともと物事を肯定的に受け止める能力が、それぞれの個性として備わっている。しかしながら筆者がここで言うポジティビティとは、そのような個性が発揮されることに期待するのではなく、カウンセラーの専門的な技術としてそれを発動することなのである。それではポジティビティを発動し、肯定的側面に目を向けることにはどのような効果があるのだろうか。

2　ポジティビティ発動の効果

カウンセリングを進めていく中で、ポジティビティを発動することには次のような意味がある。まずはじめに、一見絶望的に見えるケースの中で、クライエントの体験に共感しつつも、あえて肯定的な側面を見つけ出そうとするカウンセラーの努力は、カウンセラー自身に精神的なゆとりをもたらしてくれる。多くのクライエントは抱えている問題の重さに圧倒され、絶望的な状況に追いつめられている。しかしながら多くの場合、その絶望感はクライエント自身の心理状態によって実際以上に増幅されている。カウンセラーは共感しながらも、冷静な部分を保ち、ケース全体を見渡しながらカウンセリングを進めていく必要がある。しかしながら、クライエントの抱えている問題の質によっては、カウンセラー自身が先の見えない迷路に入り込んでしまうこともある。こうした状態になることを防ぐためにも、われわれカウンセラーは、常にポジティビティの発動を意識しておく必要がある。

ポジティビティを発動することの二つ目の意味は、ゆとりある態度で向き合うカウンセラーによって、クライエントもまた精神的な落ち着きを取り戻すことである。「カウンセラーはクライエントに試されている」と言われるように、クライエントは実によくわれわれのことを観察しているものである。クライエントの話を聞いた時のカウンセラーの反応を見て、彼らはわれわれを信頼するに足る存在かどうか見極めているのだと思う。クライエントの絶望感を共感的に理解することは重要だが、カウンセラー自身がその絶望の淵に陥ってしまっては効果的な支援などできなくなってしまう。辛い体験に身近で寄り添い、理解してくれながらもカウンセラー自身は動じず、落ち着いて受け止めてくれる存在でなければならない。そのように落ち着いたカウンセラーの態度を見て、クライエントは絶望感に圧倒されながらも、問題解決へのかすかな期待を抱くことができるようになるのである。

そしてポジティビティを発動することの意味の三つ目は、クライエントがカウンセラーの態度から、問題を肯定的側面から見直すことの意味を学ぶことにある。すでに述べたように悩みを抱え、心身が不調に陥っている人にとって、物事を肯定的に見つめ直すことは容易ではない。したがってカウンセラーがいかに問題を肯定的に捉え直して指摘しても、そのような状態のクライエントにはそう簡単に伝わるものではない。しかしながらクライエントはもともとそのような問題を解決し、少しでも苦痛から解放されることを望んでいる。本当はクライエント自身が、最も強く問題の肯定的側面を捉えることを望んでいるのである。すでに紹介した蘭によると、ポジティビティは他者を好意的、肯定的に認知する傾向であり、そのことによって人は自己高揚欲求を満たし自尊感情を高めるという。またポジティビティは、それを発動した本人だけではなく、関係する他者の自尊感情をも高め、さらにその人の積極的行動を導き出していく働きがあると説明している。

筆者はこれまでポジティビティの機能を、カウンセリングの中でより効果的に発揮させるように工夫を重ねてきた。それは簡単に言うと、絶望的なケースの中にあっても肯定的な側面を見出す努力を重ねること、そして何よりも苦境にあって問題解決に向けて努力している、クライエントの肯定的側面を認め、それに対する畏敬の念を、正面から伝えかえしていくということである。これらは決して明確に技法として確立しているわけではなく、筆者が日々の臨床活動の中で心がけていることに過ぎない。しかしこうした日々の取り組みが実際に多くのケースの中で役立っていることも事実である。ここでは筆者がどのようにしてポジティビティを発動しているかについて、できるだけ詳しく述べたいと思う。

3　肯定的側面への気づき

まずはじめに、ケースの肯定的な側面に気づく努力を重ねることについて説明する。すでに述べたように人にはもともと個性の差があり、カウンセラーの中にも物事を肯定的に受け止めやすい人とそうでない人がいる。カウンセラーはこうした自分の個性に気づき、それを上手に日々の臨床の中で扱っているはずである。筆者が言うポジティビティの発動とは、このような個性の発揮よりもさらに積極的に関与するものである。クライエントの話が絶望的であればあるほど、カウンセラーはポジティビティを発動し、容易に見えない肯定的な側面に気づく努力を払わなければならない。これは単に目の付け所を変える、ということに過ぎないように思われるかもしれない。しかしながら、実際に行ってみるとそれが意外に難しいことに気づくだろう。肯定的側面に目を向けるにはそれなりの工夫とエネルギーが必要なのである。

ケースの肯定的側面に目を向けるためには、前提として次のような考え方を理解しておくことが必要である。それは、クライエントとは何らかの問題を抱え、その問題解決のためにカウンセラーのもとを訪れている存在であるということである。問題を抱えたクライエントは、その苦悩を少しでも軽減するためにカウンセラーのもとにやってくる。実はその時点ですでにクライエントは、自らの問題に立ち向かい、その解決へ向けた積極的な努力を開始しているのである。当たり前のことのように思われるかもしれないが、ケースが長期化したり、問題解決の糸口が見えない状態に陥ると、こうした当たり前のことすら忘れてしまうものである。

さらに言えばクライエントは、重い問題を背負いながらも日々生活していくための努力を続けている存在でもある。時に投げやりになりながらも、それでも生きるための肯定的な努力を払い続けているとも言える。このように一見当たり前に思われるようなことを、あえて肯定的側面として捉え直していくことが重要である。こうした行為の積み重ねがカウンセラーに小さなゆとりをもたらし、そのゆとりがさらに肯定的な側面の発見へとつながっていくのである。

4　無力感の中で学んだこと

筆者がクライエントをこのような存在として受け止めるようになった背景には、主に精神科医療の現場で、慢性疾患の患者や深刻な希死念慮をもつ患者と関わってきた経験がある。回復の見込みがない慢性的な精神疾患の患者との関わりは、カウンセラーにとって大きな試練であると思う。筆者はもともと一般の職場におけるカウンセラーとして、当初はキャリアカウンセリングを専門に学んだ。当時は自分自身が未熟だったこともあり、クライエントの問題解決をいかにうまく支援するかということにとらわれていた。しかし精神科医療の現場で担当する患者の多くは、前述の通り具体的な解決方法が見つからない慢性疾患の患者たちであった。このような慢性疾患の患者の通院は長期間にわたるため、カウンセリング関係もまた長くなる。定期的な通院にあわせて行うカウンセリングでは、具体的な問題の解決よりも、慢性的な症状による苦痛やそれに伴う生活上の困りごとなどが語られることが多い。こうした患者は急性期の患者に比較して、その症状は安定しているため危険性は低いように思われがちである。しかしながら実際にはそのようなことはなく、長期間続く苦痛の中で希死念慮がくすぶり続けていることも多い。このような患者に対するカウンセリングは、具体的な問題の解決を支援するというより、日々の苦悩や不安に寄り添うこと自体がその目的となる。そしてこうしたカウンセリングが長期間続くと、カウンセラーは徐々に自分自身の存在価値に疑問を抱きやすくなる。患者の訴える苦悩に対して直接的な救いを提供できないことは、支援者にとって非常に辛いことである。こうした状態が続く中で、筆者の無力感は徐々に大きくなっていったが、その反対側で何とか自分の存在意義を見出そうと必死になっていた。何もできないながらもクライエントを決して見捨てず寄り添うことが、まさにカウンセラーならではの強味かもしれない。その結果気づいたことは、何人もの患者が同じ訴えを繰り返しながらも、定期的にカウンセリングに通ってきているという事実であった。目に見える形での問題解決が無いために、カウンセリングの効果がわかりづらくなっているが、こうしたカウンセリングにも間違いなく効果があるのではないかと思ったのである。慢性的な精神疾患であることを受け入れ、症状による苦痛に耐え、大量の薬を飲み続けることは、本人以外には想像できないほど苦しいことであろう。毎回延々と繰り返される苦痛の訴えに、いつも粘り強く丁寧に耳を傾けるカウンセラーの存在には大きな意味がある。そのことに気づいてからの筆者は、こうした患者の前でも落ち着いて座っていることができるようになった。そしてその落ち着きはより適切な対応を可能にし、患者の落ち着きへとつながっていったのである。

5　視点を変える

このように筆者の場合は、精神科における慢性疾患のクライエントとの関わりを通して、クライエントの存在自体がすでに肯定的であることに気づいた。そしてこの気づきは筆者に、目の前で起きている物事は、自分の見方や目のつけ方によって、さまざまにその意味を変えるのだということを教えてくれた。ただしそうしたことに気づくためには、われわれがふだんは見落としてしまうような、ごく小さな違いや変化に気づくことができるように、自らのセンサーの感度を高めておく必要がある。

そうすることによってわれわれカウンセラーは、目の前のクライエントの訴えや行動が、実は非常に肯定的な側面を持っていることに気づくことができる。そしてそれは、何もクライエントの行動のみに限定されるわけではない。クライエントを取り巻く周囲の環境や、その変化についても同様に考えることができる。たとえばうつ病などで長期間苦しんでいる人が、不幸なことに交通事故に遭ったり、身近な人との別れを体験することもある。ただでさえ大変な状況が続く上に、こうした不幸が重なると、クライエントはもちろん支える側も途方に暮れてしまうこともある。

しかしながらこうした場合でも、物事には必ず複数の面があり、光を当てる角度を変えてみると、必ずしも百パーセントすべてが悪い方に影響するわけではないことがわかる。先ほどの例では、新たに発生した出来事がきっかけとなり、結果的に長期間しっかりと休養を取ることができるようになるかもしれない。もちろんこうした考え方は、その瞬間のクライエントにとっては、到底受け入れられないどころか、場合によっては不謹慎でさえある。しかしながら傍らで寄り添う支援者としてのカウンセラーは、共感の片隅でこのような可能性に気づいておく必要がある。

6　畏敬の念を伝える

それでは次に、筆者がポジティビティを発動する要領について二つ目のポイントを説明する。それはクライエント自身の肯定的側面に気づき、それに対する畏敬の念を正面から伝え返していくということである。何度も述べているようにクライエントは、もともと自分の問題を解決しようと努力している存在である。確かに一部のクライエントは、誰かに強制されてカウンセリングを受けていたり、あるいは問題に圧倒されて、完全に投げやりになっているように見えるかもしれない。しかしそれでもクライエントは、最終的に自分の意志でカウンセリングを受けることを決定し、われわれカウンセラーの前に座っているのである。

しかしながらこのようなクライエントだけでなく、他の多くのクライエントも、自分がいま何かに対して肯定的な努力を重ねているとは思っていない。むしろ大きな問題の前で、あまりに無力で情けない自分を感じているものである。ただでさえ自分が抱える問題や、病気の重みに苦しみながら、さらに苦しんでいる自分を自虐的に評価するという、二重の苦しみがクライエントにのしかかっているのである。このような心理状態のクライエントに対して、筆者の場合はポジティビティを発動して、ごくごく小さなところからクライエントの肯定的な努力に気づき、少しずつそれを伝えていくのである。

ただしこの場合、こうしたカウンセラーの関わりだけでクライエントが楽になるわけではない。クライエントの状態によっては、医師による処方や十分な休養がまず求められる場合もある。ポジティビティを発動して、カウンセリングで対応する場合は、そうした治療的行為とうまく連携して行う必要があることを忘れてはならない。

まず始めにカウンセリングの中で、クライエントの肯定的努力に気づく必要がある。前述したように、そのためにはカウンセラーは自らのセンサーの感度を上げておく必要がある。さらに気づきのポイントとしては、クライエントの行動や訴えを多角的に、特に反対側から見ることがあげられる。クライエントが自己否定を繰り返す部分を、あえて逆から見直してみるようにである。さらにクライエントが最も苦しみ、自虐的になっている部分、クライエントの中に激しい葛藤が生じている部分に目を向けることが重要である。そのようなクライエントの苦しみや葛藤は、本来こうありたい自分と、今そうではない自分のぶつかり合いであることが多い。そこにしっかりと目を向けると、クライエントの激しい自己否定の陰に、何とかそうありたいという思いや、そのための小さな努力や抵抗が隠されていることに気づくのである。

以上のようなポイントに気づけば、次にそこにあるクライエントの思いにじっくり共感してみるのである。共感についてはすでに繰り返し述べたが、葛藤の周辺にあるクライエントの思考や感情、そして体感をすべてそのままに体験してみるのである。それはどれだけ努力しても、あくまでもカウンセラーの想像であり、クライエントの体験そのものではない。しかしそのようなことを理解した上で、徹底的に共感してみるのである。こうした共感的理解の先に、筆者の場合は、自分の中にクライエントに対する畏敬の念が芽生えてくる。すべてをクライエントの視点に合わせ、クライエントが感じているままに体験してみた時、クライエントが苦しみながらも、さまざまな努力を続けていることがわかってくるのである。たとえクライエントがどれほど幼い子どもであろうと、その人にとっての苦しみの中で、その時、その状態のクライエントが持っている力で戦っている姿は、見る者に畏敬の念を抱かせるものである。

ポジティビティの発動とは、こうした思いをしっかりとクライエントに伝え返していくことである。単に肯定的、楽観的に物事をとらえ、気休めを言うことではなく、カウンセラー自身が身をもって体験した思いを、誠実にクライエントに伝え返していくことなのである。

それではポジティビティの発動についての説明の最後に、事例を一つ紹介して、実際のケースの中でポジティビティはどのようにして発動されるのかについて説明する。

7 【事例G】

Gさんは四十歳代の男性で、高校卒業後に事務職として企業に入社した。これまで数回の異動を経験しており、まずまず順調にキャリアを重ねてきた。しかし四十代で管理職になったことで、自分自身の仕事も増えた上に、数人の部下を持つことになり、職場環境は一変した。

もともと非常にまじめで粘り強かったGさんだが、他者とのコミュニケーションは苦手であった。そのため他の部署との調整や、部下の扱いがうまくできず、仕事を抱え込むようになってしまった。次第に残業も増え、睡眠も不足するようになった。出勤しても不安や焦りが強く、仕事もはかどらなくなり、ある日上司の勧めで精神科を受診することになった。精神科では、うつ病で二カ月の自宅療養が必要であると診断され、薬物療法とカウンセリングを受けることになったのである。

Gさんはカウンセリングの中で、自分の能力が低いからこのようなことになったのだということを繰り返した。自宅で休んでいても不安や焦りが強く、ほとんど休めない状態が続き、悪循環に陥っていった。Gさんの自虐的な思考はどんどん強くなり、希死念慮も現れたため、一時は精神科に入院したこともあった。週一回を基準に続けられたカウンセリングでは、Gさんは相変わらず自虐的な発言を繰り返していた。退院して、自宅療養から職場への出勤訓練をするようになっても、それは変わることなく続いていた。Gさんの生育歴を確認すると、幼少期Gさんの父親はアルコール依存症で、仕事もせず毎日のように家で酒を飲んで暴れていたという。そのころのことをGさんに聞いてみると、父親が酒に酔って暴れたり大声をあげている時、Gさんは自室にこもり、じっと嵐が過ぎ去るのを待っていたのだという。Gさんはそのような自分を、何もできなかった情けない自分として受け止めていた。そして現在、うつ病になり本来のように働くことができず、療養している自分に対しても、激しい無力感や情けない思いを抱いていた。

しかしながら、そのようなクライエントを観察している筆者の目には、クライエントが苦しみながらも療養を受け入れ、生活リズムを再建し、徐々に出勤訓練を進めてきた肯定的な変化が見えていた。筆者は、Gさんが繰り返す自虐的な訴えを聞きながら、幼少期のGさんと現在のGさん双方に対して、深く共感的理解を進めてみた。その中で筆者に見えてきたのは、当時まだ子どもだったGさんが、自室でじっと耐えている姿であった。そしてその当時のGさんにとって、そうすること自体が最大の努力だったのではないかと思われた。

筆者はGさんに対し、次のように話しかけてみた。「子どもの頃のGさんは、本当に何もできなかったのだろうか？　私にはGさんがじっと耐えながら、戦っていたのではないかと思えます」と。するとGさんは大きくうなずき、「そう言われるとそうかもしれない。あの頃の自分は、ずっと心の中で『自分は絶対に父のようにはならない』と思い続けていた」と言った。

このことに気づいたGさんは、その後のカウンセリングの中で、現在不調に陥っている自分が、仕事を休んだり、負担を軽減されていることについても、それは恥ずかしいことではなく、いずれ復職するための前向きな努力なのだということを理解していった。

以上、Gさんのケースを通して、実際のカウンセリングの場面で、ポジティビティがどのような意味を持つのかについて説明した。すべてのケースがこのようにうまくいくわけではない。しかしながらこうしたことを理解し、実際に使える手法として持っておくことで、カウンセラーは心にゆとりを持ってクライエントに向き合うことができるのである。

支援者自身のつながり

1　孤立しやすいカウンセラー

本書の一貫したテーマは、「つながりで支える」ということである。本書で紹介したカウンセラーの現場は、病院、職場、そして災害派遣と、まさに多様な現場であった。そのいずれの現場においてもも、カウンセラーはつながりを最大の武器として、クライエントを支えるのだということを述べてきた。つながりで支えるとは、単にクライエントとカウンセラーの間に信頼関係を築くことではない。クライエントを取り巻く周囲の人々を含めた、ケース全体のネットワークを築き、それを活性化させていくということであった。

社会的生物であるわれわれ人間は、周囲と適度につながることによって、自分という存在を守ってきた。単に強く結びつき、相手に依存するのではなく、かと言って孤立するのでもなく、適度につながりを保ちつつ、自立している状態こそが望ましいのだと思う。そしてそのことは、クライエントだけでなく、支えているカウンセラーの側にとっても当てはまる。カウンセリングの中では、主に支える側に立つわれわれもまた、広く社会の中では周囲に支えられて生きている存在である。カウンセリング関係の中においてすら、われわれはクライエントを支えることによって、逆に支えられている存在であるということもできるであろう。本章では最後に、つながりで支えることが、われわれ自身のケアにとっても重要な意味を持つことを説明する。

本書で「つながり」ということの重要性を訴えながら、ふとわれわれカウンセラー自身のことを振り返ってみた。すると専門職という立場上、意外にわれわれ自身が周囲から孤立しやすい存在であることに気づかされる。企業、学校、病院など、さまざまな職場があるが、筆者の知る限りでは、それらの職場に一人で勤務しているカウンセラーが多い。そのような環境の中で、複雑なケースを多数担当していると、カウンセラー自身が消耗してしまうこともある。すでに述べたようにカウンセラーの消耗は、クライエントに対する共感的理解の反作用であり、避けることのできない結果である。それ故にこうした影響を最小限にとどめるために、本章で説明してきたような対策が必要になるのである。

しかしながらこうした取り組みも、カウンセラーが自分一人で行うのであれば、その効果には限界がある。そこにはやはり、つながりで支えるという考え方が必要になる。クライエントだけではなく、われわれカウンセラーもまた、つながりによって支えられる必要があるのである。

2 つながりの場

カウンセラー自身がつながりによって支えられる場には、スーパービジョンや各種の研修会、そして職場で日常的に行われるミーティングなどが考えられる。ここでは筆者が、これまでの活動の中で重視してきたことについて述べる。

本書の第二章では、自殺予防におけるつながりの意味について論じた。人は人とつながることによって、さまざまなものを獲得し、そのことによって支えられている。人がつながりによって得るものには、自らの異状への気づき、周囲からの支援、具体的問題解決スキル、そして心理的な支えであった。われわれカウンセラーもまた、このように周囲とつながっていることによって、自らの異状に気づき、周囲から直接支援を受けたり、心理的に支えられることによって、安定してその役割を果たすことができる。周囲とつながることは、思考の回路が広がり、情報が流れるということである。つながりはよどみのような狭い思考の中で、焦りによる悪循環の状態に陥ることを防いでくれる。われわれカウンセラーの仕事は専門性が高い上、守秘義務を負うため一般的な職業と異なり、周囲との情報共有に制限を受けるという特性を有している。

そのためわれわれは、ふだんからより積極的に、専門家同士のネットワークを構築しておく必要がある。ネットワーク構築の要領はさまざまだが、ここでは筆者が特に重視しているものを紹介するので参考にしてもらいたい。

①スーパービジョン

専門家同士のネットワークを構築する機会の一つはスーパービジョンを受けることである。カウンセラーにとってスーパービジョンを受けることは、専門家として適切な支援を提供するために極めて重要である。適切なスーパービジョンを受けることによって、われわれは自分の提供する支援が独善に陥ることを防ぎ、支援の方向性を確認することができる。また適切なスーパービジョンを受けることによって、スーパーバイジーはその能力を高めていくことができる。そしてそれと同時にスーパービジョンは、カウンセラーがより上級者であるスーパーバイザーとつながり、それによって支えられる機会でもある。スーパーバイザーはスーパーバイジーに比べて、より高い視点から客観的にケースを見ることができる。ケースに巻き込まれることなく、より多角的にケースを分析することができるので、肯定的な側面にも気づきやすいのである。

筆者は自衛官の復職支援のケースについて、スーパービジョンを行うことが多いので、その例を挙げよう。うつ病などで長期療養中だったクライエントが復職を目指す時、症状が落ち着き生活のリズムが安定してきた段階で、職場への出勤訓練を行うことはすでに第五章で述べた。たとえば出勤訓練を行っていたクライエントが、復職を目前にして体調を崩し出勤訓練を休んだ時、時としてカウンセラーもクライエントの落胆に巻き込まれてしまいやすい。しかしながらスーパーバイザーは、それを一段高いところから見ているため、目の前の事実を他の面から観察することが容易にできる。このケースの場合だと、出勤訓練は安定して継続できればそれに越したことはないが、体調が悪いのなら無理をして続けるのは逆効果である。そのような時は無理をせず、勇気を持って休む決断をする方がよほど意味があると言えるのである。

このようにスーパービジョンを受けることは、カウンセラーの能力を向上させるだけでなく、つながりで支える機会にもなっていることがわかる。地域や勤務環境によっては、身近にスーパーバイザーを見つけることが困難な場合もあるだろう。筆者は現在組織内でスーパーバイザーとしての役割を期待される立場にある。その経験から言えばスーパービジョンは、スーパーバイジーだけではなくスーパーバイザーにとってもメリットがある行為である。回数や時間の制限を設けても、それを行うだけの価値はあると思う。自分がおかれている環境の中で、できる範囲の努力を惜しまないことが大切であろう。

②研修会

臨床心理士などを初めとするカウンセラーは、それぞれ専門の学会や研修会に参加することが多いと思う。これらの場は、各種研究や実践報告による最新の知識や情報が得られるため、非常に貴重な機会になる。しかしこうした場は情報を入手するだけではなく、同じ領域の専門家とつながり、ネットワークを構築する場としての意味も持っている。それぞれの会場での発表者やフロアの参加者との意見交換の場面では、自分にはなかった視点を示されハッとすることもある。また不安に思っていた自分の考えを肯定、支持されることであらためて自信を持つこともある。筆者の場合は、参加したセッションではできるだけ質問したり、感想を伝えるようにしている。せっかくの交流の場なので、できるだけ積極的に発言し、他者との直接的な交流を持つようにした方がよい。

また筆者は身近な仲間と協力して、継続的な勉強会を積極的に開くようにしてきた。これまで職場の転勤を何度か経験したが、その都度職場の仲間や地域の専門家と協力して勉強会を立ち上げてきた。内容的にはそれほど十分なことをやったわけではないが、少なくとも複数の仲間が集まり、そこで幅広く意見交換を行う機会を提供することはできた。

③ミーティング

職場に複数のカウンセラーが所属している場合には、定期的にミーティングを行い、積極的に情報交換を行うべきである。筆者はこれまで総合病院の精神科心理相談班や、病院に隣接したメンタルサポートセンターという組織で責任者として勤務した経験を持っている。そこでは週に一回を基準としたミーティングを行い、一週間のそれぞれの活動について報告し、相互に情報を共有するようにつとめた。定期的なミーティングは時に形骸化しやすく、時間の無駄になってしまうリスクもはらんでいる。しかしながら、週に一回は確実につながり合える場を準備しておくことは必要である。

さらに筆者はこれまでイラクやハイチへの海外派遣部隊や東日本大震災の災害派遣部隊に対するメンタルヘルス支援、そして自殺や訓練事故のアフターケア活動など、さまざまな危機介入活動を行ってきた。そのことはすでに第三章に述べたが、このような現場では通常の臨床とは異なるストレスにさらされる。現場ではまずわれわれ自身も現地の惨事ストレスに直接さらされる。そしてさらに、支援対象者などから激しい怒りをぶつけられることさえある。実はこれらの現象も含めて、惨事ストレス現場の正常な反応であることが多いのだが、現場でそうした状況に陥ると、なかなか冷静に受け止めることはできないものである。すでに述べたことだが、こうした現場には決して単独で介入してはならない。介入にあたっては、必ず複数のメンバーからなるチームで臨み、事前の十分なトレーニングを受けておくことが必要である。そして実際の活動に当たっては、努めて毎日活動終了後にミーティングを行い、相互に活動内容を報告し、情報を共有しておかなければならない。

3　ミーティングの実施要領

活動が忙しくなってくると、少しでも休息の時間を確保するためにミーティングを省略してしまいたくなるが、ここは何とか実施できるように工夫してもらいたい。第五章で述べたように、筆者は東日本大震災の災害派遣部隊に対するメンタルヘルス支援に参加した。当時筆者は十三名のチームリーダーとして活動したが、一日の活動終了後に行うミーティングは決して欠かさなかった。ミーティングでは、それぞれのメンバーが一日の活動内容を簡単に報告する。こういう場合通常の報告だと、複数のメンバーが同様の任務で活動していた場合、報告の内容は共通のものになってしまう。最初の一人が報告すると、その他のメンバーからは「私も同じです」という答えが続くのである。しかしここでは単に活動の結果を報告するのではなく、各人がどのような体験をしたかを報告するのである。たとえば二人のカウンセラーが、災害派遣部隊のカウンセリングを行っていても、その内容には大きな違いがあるのが普通である。片方は対象者たちから感謝され、片方はストレス反応による怒りをぶつけられているということもよくある。形式的なミーティングに陥ると、メンバーはこうした体験をなかなか表現することができず、結局は自分一人の胸の内にしまい込んで処理することになってしまうのである。

メンバーから活動内容の報告を受けると、リーダーはそれをしっかりと受け止めながら、それぞれに対してねぎらいの言葉をかけていく。こうしたことはふだん当たり前のようにやっていることかもしれないが、惨事ストレス対処の現場ではリーダー自身もそうしたゆとりを失っていることが多いのだ。そして次に一日の活動を通して苦労したことや助言が必要なこと、あるいは改善のための意見具申などがあればそれを発言させる。その場で解決できることは答え、時間や検討が必要なものはその旨を明確に伝えておく。こうした場合よく起きる問題の一つに、せっかくメンバーが意見を出したのにそれに対する回答が得られないままになってしまうということがある。このようなことが続くとメンバーは徐々に参加意欲を失い、無力感を抱くようになってしまう。もちろんすべての問題に答えられるわけではないし、むしろ現場ではどうしようもないことの方が多い。しかしそのような場合も、わからないことはわからない、できないことはできないという情報を、しっかりと伝え返すべきである。大切なのはすべての問題に適切に対応することではなく、メンバー一人ひとりがリーダーに、そしてチーム全体に大切な存在として受け止められていることなのである。

ミーティングではその後メンバーの体調を確認し、今後の活動予定についての指示を行う。こうしたときリーダーが心がけることがいくつかある。まず体調を確認する場合には、しっかりとメンバーの顔を見て報告を受けることである。ふだんの臨床の中でもわれわれは、クライエントの言葉だけではなく、その表情や全体の雰囲気からその症状を理解しているはずである。それと同じことをこうした場では、メンバーに対しても行えばよいのである。あまりに疲労が激しい場合や体調を崩しているような場合は、無理せず休養を取らせたり、必要に応じて受診を勧めるようにする。このような現場ではメンバーは、多少の体調不良はあっても無理して活動に参加しようとするものである。このような場合は無理せずまずは休養を取ること、そして元気な状態で活動する方が重要であることを伝えるのもリーダーの大切な役割である。

翌日以降の活動内容を指示する場合は、できるだけ明確にわかりやすく任務を付与する。与えられた指示がわかりにくいと、それだけでメンバーの不安は増大する。惨事ストレスの現場は何もかもが混乱していることが多い。そのような環境の中で活動する場合には、メンバーに与える指示はできるだけ簡潔でわかりやすいものにする必要がある。

ミーティングの最後には、できるだけメンバーが明るい見通しを持てるような情報を提供する。たとえばチームが抱えていた懸案事項が解決される見通しであるとか、体調を崩していたメンバーが回復したなどどのようなものでもよい。筆者の場合は現地で、チームの活動が災害派遣部隊から感謝されていること、また自衛隊の活動自体が国民から高く評価されていることなどを積極的に伝えるようにしていた。これはイラクやハイチなどの海外派遣活動にも当てはまることだが、惨事ストレスの現場で活動する支援者にとって最も重要なのは、活動そのものの意味である。それぞれの活動が国民から強く支持され、評価されているからこそ支援者は悲惨な現場でも頑張り抜くことができる。これは自衛隊だけではなく、さまざまな惨事ストレスの現場に介入するカウンセラーなどの支援者にも当てはまることであると思う。惨事ストレスの現場に介入するためには、メンバー自身がその活動の意味をよく理解しておくことが不可欠である。しかしいったん現場に入ると、自分自身もストレスにさらされながら多忙な活動を行わなければならない。そのような状況が続くと、当初は理解していたはずの活動の意味がわからなくなってくることが多い。すでに述べたようにカウンセラーが行う惨事ストレス対処は特効薬ではない。われわれが現地で活動する間に、介入の効果が目に見えて現れることはほとんどないと思ってもよい。そうした中においてもわれわれ自身が希望を失わず、モチベーションを保ち続けるにはそれなりの努力が必要なのである。

ここでは惨事ストレス対処の場面でのミーティング実施要領について説明したが、これはふだんの臨床活動の中にも応用することができる。筆者の場合は週に一度ミーティングを実施して、そこでメンバーとのつながりを確認するようにしている。それぞれの職場によって環境は異なるため、筆者が提案する通りには実施できないかもしれないが、環境に応じたやり方を工夫して頂きたい。

4　つながることで支えられる

さてここまで本章では支援者自身のケアについて説明してきた。支援者自身のケアというと、どうしても東日本大震災のような惨事ストレス対処の現場を思い浮かべると思う。しかしながらわれわれ自身のケアが必要なのは、何も大惨事の現場だけではない。日々行われる通常の臨床活動においても、われわれは等しく消耗していることを忘れてはならない。クライエントの話に耳を傾け、その体験をありのままに理解しようとする共感的理解は、カウンセラーにとってまさに諸刃の剣となる専門的行為である。われわれは日々の活動においても常に相当の消耗を強いられていることをよく理解しておかなければならない。そしてわれわれカウンセラー自身も、クライエントと同じ生身の体と心を持つ存在であることを理解しておくことが重要である。カウンセリングの中でクライエントに対して、休養の必要性を説くのと同じように自分自身に対して接する必要がある。カウンセラーといえども特別な存在ではないという理解は、そのままクライエントを弱い存在として特別視しない、カウンセラーとしての姿勢につながるものなのである。

臨床活動の中での消耗を少しでも軽減させるための取り組みとして、ポジティビティの発動についても述べた。ポジティビティの発動はカウンセラー自身のゆとりを取り戻し、それによってクライエントを落ち着かせる。さらにポジティビティの発動は、クライエントに物事を多角的に見る機会を与え、そこに肯定的な側面を見出すトレーニングの機会を提供する。それは単にカウンセラーの消耗を防ぐ手法としてではなく、問題解決のための手法の一つとしての意味を持っていると言えるかもしれない。

最後にわれわれカウンセラー自身のケアも、つながりによって行われていることを説明した。カウンセラーもまたクライエントと同じように、周囲とのつながりによって支えられている存在である。周囲との適度なつながりによってさまざまな情報の回路を開き、自分だけの狭い思考の世界に閉じこもってしまわないようにする必要がある。特にカウンセラーという職業は、周囲から孤立しやすい環境におかれがちであることも説明した。そのような前提に立つと、われわれはふだんから積極的にネットワークを構築し、回路をつなぎ情報の流れを絶やさないように努力しておく必要があると言える。

Column

アルコール依存とつながり 6

つながりを専門性の中心におくカウンセラーにとって、アルコール依存症のクライエントは対応が難しく、苦労することが多い存在である。筆者は自衛隊中央病院の精神科で勤務していた頃、アルコール依存症の患者を対象としたグループを主催していたので、比較的多くのアルコール依存症のケースを担当した経験がある。アルコール依存症はごく簡単にいうと、飲酒行動に関するコントロールを失う病気である。その治療は唯一断酒を継続することであるが、どこでも酒類を手に入れることができる現代社会では、それは困難を極める道であると言える。

断酒を継続するためにはむろんクライエント自身の病識と強い決意が必要である。しかしその一方でアルコールへの依存性は、意思の力だけでは太刀打ちできないほど強大である。クライエントはカウンセラーや家族に対して、何度も断酒を宣言するが、再飲酒を繰り返すことも少なくない。こうしたことが続くと、カウンセラーと言えども、時にはクライエントに裏切られたと感じてしまうことがある。しかしそれは決して裏切りなどではなく、症状によるものであるという理解が必要である。クライエントが何回失敗しようとも、カウンセラーは断酒を続けようとするクライエントの努力を、力強く支え続けて行かなければならない。

第七章　心理専門職として貢献するために
――「つながり」の先にあるもの

「つながり」で支える

本書ではここまでさまざまな現場でのカウンセリングを通して、関係性を扱うことの重要性について述べてきた。また本書では他者との関係を構築することを、より平易で親しみやすい「つながる」という言葉で表現することにした。しかしながらその親しみやすさとは裏腹に、真の意味でつながるということは非常に難しく専門性を必要とすることなのである。おそらくすべてのカウンセラーがこの仕事を志したときに、クライエントとの信頼関係を構築することの重要性について勉強したものと思う。カウンセリングが対人援助を目的とする仕事である以上、クライエントとの信頼関係を重視するのは当然のことと言える。しかしながら実際の臨床の場面で、関係性はいったいどの程度重要視されているだろうか。各種心理療法などの具体的援助を行うための、基盤にすぎず、そのための単なる必要条件として扱われてきたきらいはなかったであろうか。本書はかつての自分自身の理解に対する反省と、改めてカウンセラーとしての専門性を見直そうとする作業の中から生まれた。本章ではここまで進めてきた論をまとめるとともに、さらに一歩踏み込んで「つながり」の先にあるものを探ってみたい。

1　ここまでのまとめ

本書ではカウンセラーが保持すべき最も重要な能力は関係性を扱う能力であると述べてきた。そしてそれはクライエントとの良好な信頼関係を構築するためだけに求められるわけではない。

第一章で紹介した自傷行為を繰り返していたAさんの事例では、つながりそのもので支えることの効果について説明した。Aさんにとって、周囲の人とつながることは非常に恐ろしいことであった。他者を信じてつながることは、いずれまたその人から裏切られることを予想させるため、Aさんは常に疑心暗鬼の状態であった。このようなときカウンセラーは、常にクライエントから試される立場に置かれていると言える。実際にAさんはカウンセリングの終盤に「いずれカウンセラーからも見捨てられるに違いないと思っていた」と語っている。このようなケースでは、クライエントが安定しているときも不安定なときも、カウンセラーが変わらぬ距離で安定して向き合っていることが重要なのである。仮にクライエントが自傷行為や社会的に望ましくない行為に及んだとしても、まずはそうしてしまった、あるいはそうせざるを得なかったクライエントを受け止めなければならない。行為そのものの是非を問うたり、再発防止を検討するのは別の場面で行う方が効果的である。こうした関わりを繰り返していくことで、カウンセラーがクライエントの存在を尊重し大切にしていることを伝えていく。したがって筆者はクライエントが不安定になったり、何かに失敗したような局面は治療的には重要な意味を持つと考えている。こうした局面を否定的に受け止めるのではなく、つながりで支える効果を発揮できる場面として肯定的に受け止めた方がよい。

そしてこうした関わりの中で、クライエント自身も少しずつ大切にされる自分自身の存在を意識するようになっていく。初めのうちそれはカウンセラーから伝えられるメッセージであり、クライエントの外側にある。しかしそれは徐々にクライエントの内側に取り込まれ、クライエント自身の意識として根付いていくのである。筆者はこのようなクライエントの変化を、クライエントがカウンセリングという体験を通して作成した作品であると捉えるようになった。カウンセリングの効果とは、カウンセラーとクライエントの関係性の中に生まれる相互作用の結果であると言える。そしてつながりで支えることの本質は、他者とのつながりの効果をクライエントの中に内在化していくことにあるのではないだろうか。

次に第二章で紹介したBさんとCさんの事例では、周囲の人々からのサポートの質と量が二人の生死を分けた。つながりが断ち切られ、周囲からのサポートが不足することによって、具体的な問題解決支援を受けられないだけでなく、心理的な孤立や自尊心の低下をも招く可能性があることがわかった。逆に周囲の人々とのつながりを持ち、回路を開くことによって問題解決のために必要な情報を手に入れることができる。そして他者とつながり、自分の存在を大切にされるという体験は、物心両面の孤立化を防いでくれるのである。

同じく第三章で紹介したDさんの場合は、交通事故による惨事ストレスの影響を受けた事例であった。惨事ストレスを受けたとき、われわれはその衝撃から身を守るために防衛機制を発動して外部の刺激を遮断しようとする。しかしながらこのことはクライエントにとって有益な情報も遮断してしまい、結果的に情報不足と孤立化という状態に陥ってしまう。このような状態のクライエントに対してカウンセラーは、心の扉を無理に開くのではなく扉を固く閉ざさざるを得ないクライエントの状態を理解し、受け止めるのである。扉の外側から安全メッセージを伝えながらも、今ここにいるクライエントの感情や思考、そして回復の速度もまた、そのままに受け止めて尊重するのである。そしてこのようなクライエントへの接し方は、惨事ストレスケアの現場に限定されるものではなく、すべてのカウンセリングでも参考にできるということを説明した。

さらに第四章では、組織のメンタルヘルスについて説明した。組織のメンタルヘルスは、精神科医やカウンセラーなど一部の専門家だけが背負うものではない。その組織に所属するものすべてが、それぞれの立場でメンタルヘルスの問題に関与し責任を負うべきものである。組織に所属するカウンセラーには、こうしたことを組織の構成員に教え、メンタルヘルスへの関与を引き出していく役割がある。そのためにカウンセラーはまず、その組織固有の文化をよく理解する必要がある。メンタルヘルスについての一般論を伝えるだけではなく、その組織の文化をよく理解した上で、必要な内容をわかりやすい表現で伝える工夫が必要である。それを受けて第五章では復職支援について具体的に説明したが、そこではクライエントだけではなく職場の上司とも積極的に連携していく様子を述べた。精神疾患からの職場復帰はクライエント側だけの努力でうまくいくものではない。職場復帰とは単にクライエントがもとの職場に戻っていくことではなく、周囲の人々との関係性の中に戻っていくということである。精神疾患の回復期は不安定な状態が続くことが多く、クライエントを受け入れる側の理解と協力が不可欠である。病気の症状や長期にわたった療養期間のため、多くのクライエントは周囲の人々とのつながりを失い、孤立した状態におかれている。一見すると上司や家族などの支援者に恵まれているように見える場合でも、誤解や偏見などの影響で、つながりの質は低下していることが多い。このような状況の中でカウンセラーは、単にクライエントと向き合うのではなく、周囲の支援者を含めたケース全体に向き合う姿勢が必要である。あくまでもクライエントをケースの中心におきつつ、上司や家族、そして医療などと積極的に連携をはかり、ケースが全体として望ましい方向に進んでいくように支援するのである。カウンセラーは一対一のカウンセリングのみを行うのではなく、このように組織そのものに働きかけ、変化をもたらしていく存在でなければならない。

そして最後に第六章では、支援者としてのカウンセラー自身もクライエントと同様に、周囲とのつながりによって支えられている存在であることを説明した。しかしながら皮肉なことにカウンセラーは、その専門性ゆえにつながりを断ち、孤立しやすい立場にあると言える。われわれはそのことをよく意識して、普段から積極的に周囲とつながり、自分自身や仲間を支える工夫をしておくことが重要である。支援者としてクライエントの前に立つわれわれカウンセラー自身も、同じように生身の心と体を持つ存在であることを理解しておくことはさらに重要である。それは単にわれわれ自身のメンタルヘルスを守るためではない。カウンセラーが特別な存在ではないという理解は、そのまま裏返せばクライエントを無力で特別な存在として扱わないという考えにつながるのである。

ここまで第一章から第六章の内容を駆け足で振り返ってみた。これまでに筆者が経験した活動について、できるだけわかりやすく説明してきたつもりである。すでに述べたように筆者は臨床心理士としてはかなり特異な経歴を持っているため、紹介した活動の範囲は一人のカウンセラーが体験するものとしては、かなり幅広い領域にまたがっていると言うことができると思う。精神科医療における心理臨床、自殺予防、組織のメンタルヘルスと職場復帰支援、そして惨事ストレスケア、これらはそれぞれに独自性を有するため、実際の活動に当たっては事前の準備や教育訓練が必要である。しかしながらそれらの活動には共通する部分もあり、それこそがわれわれカウンセラーに求められている専門性であると言えることがわかってきた。

あらゆる場面におけるカウンセラーの活動の中で、変わることなく求められる重要な専門性、それが「つながりで支える」ということなのである。

2　内なるつながり

人は本来社会性を有する生き物であることは繰り返し述べた。われわれは群れとしての集団とつながることで個としての自己の価値を知り、健全な自尊感情を育み自信を持つようになる。自分に対する自信を持つと、人は初めて群れから離れて活動することができるようになる。これがいわゆる自立している状態である。しかしながらこの自立は集団からの完全な独立を意味するものではない。あくまでも集団とつながっていることが必要なのである。

人は周囲から肯定的に受け止められ大切にされることによって、周囲に対する基本的信頼感を発達させていく。周囲に対する信頼感は、成長の過程でそのまま自分自身の価値に対するそれへと変わっていく。こうして健全な自尊心を獲得すると、人はさまざまな課題に対して、より積極的に挑戦することができるようになる。もちろん挑戦には失敗がつきものであるが、自分の価値への信頼はそれを乗り越えるための勇気とエネルギーを与えてくれる。そのため自分の前途に対して明るい見通しを持つことができるし、結果的に多くの成功体験を重ねることになる。このようにして積み重ねた成功体験は、肯定的な記憶としてわれわれの中に残り、内側からわれわれにエネルギーを提供してくれるのである。

当初は外部の人から与えられていた肯定的なメッセージを、人は少しずつ自分の内側に取り込んでいく。そしてその成長過程において、順調に成功体験を積み重ねていけば、それらはわれわれの「内なるつながり」として肯定的情報処理ネットワークを構築していく。すでに述べたように、この内なるつながりは、周囲から寄せられた肯定的メッセージや成功体験によって育まれたもので、徐々に内面に取り込まれてきたものである。しかしながらわれわれの内側にあるこのシステムは、単独ではすぐにその力を失ってしまうところに特徴がある。内なるつながりは、外部とのつながりが断たれ、閉ざされた回路になったとたんに停滞し、淀みへと変わってしまう。そしてその瞬間に、われわれはつながりの機能不全の状態におかれてしまうのである。内なるつながりは常に外部とつながり、回路を開いておくことによって駆動力を得て、システムの活性化を維持することができるのである。

人は精神疾患の症状や強いストレスを受けることによって、周囲とのつながりを断ち、孤立した状態に追い込まれやすい。われわれの内なるつながりは、孤立した状態ではすぐにその駆動力を失ってしまう。外部の他者とのつながりを回復し、回路を開くことによってそのエネルギーは得られるが、精神疾患の症状やストレス反応の影響を受けると、外部とのつながりを回復することは非常な困難を伴う。

このような状態のクライエントに対して、カウンセラーが行う支援はどのような意味を持つのであろうか。それは関係性の専門家として、つながりの機能不全に陥っているクライエントとの間に、交信可能なチャンネルを探し、そこに残されているかすかなつながりの可能性を少しずつたぐり寄せて、クライエントが他者とのつながりを回復するためのきっかけを作ることにあると言えるだろう。

キャリアの一貫性

1　分断されたキャリア

本書の始めに筆者のこれまでの経歴を簡単に紹介したが、それは臨床心理士としてはかなり特異なものであると思う。陸上自衛隊に入隊し、十年間第一線の戦車部隊で勤務していた筆者が現在の職域に進んだのには複数の理由があった。そしてそれについてはすでに第一章で紹介したが、実はあと一つ大きな理由があった。それは十年間の部隊勤務での失敗や挫折等の体験である。

実は第二章で紹介したCさんの事例は、筆者自身の体験をもとにしたものである。もちろん他の事例と同様にかなりの部分を加工してあるので、実際とは大きく異なるが、基本的なストーリーは筆者自身のものである。カウンセラーなどの対人援助の仕事を職業にしている人には、自分自身が過去に問題を抱えて苦悩したという経験を持っている人が多い。こうした体験が対人援助職を続けていくモチベーションになる場合もあるが、もちろんそれとは逆に悪影響を及ぼす場合もある。特にこうした体験が未整理のまま、抑圧された状態にあると、自分でも気づかないうちにカウンセリングにおける一つ一つの対応に影響を及ぼすことがある。

筆者の場合も若いころは、自分の体験を整理できないままでいたし、なるべくそのことを思い出したくないとさえ思っていた。心理職に進んでからの筆者の努力も、今考えるとその反動の現れであったのかもしれないと思う。要するに当時の筆者は、自分のキャリアの一部を否定し、存在しないものとして扱おうとしていた。その上で再スタート以降の新しい自分に生まれ変わろうと、必死の努力をしていたのだと思う。戦車乗りから臨床心理士へ、見た目にも分断されている筆者のキャリアは、本質的な意味でもまさに分断されていたのだと言える。

2　キャリアがつながるとき

しかしながらこの仕事を続け、勉強を深めるうちに上記のことに気づき過去の体験の整理も少しずつ進んできた。カウンセラーとして対人援助を行うということは、常に自分自身と向き合うことでもある。すでに述べたようにカウンセラーが行う共感は、カウンセラー自身の体験を材料として、クライエントの体験を理解しようとするものである。多くのケースを担当するうちに、間違いなくカウンセラー自身の問題や、心の古傷を掘り起こすようなケースに出会うことになる。このときカウンセラーは、スーパーバイザーの指導を受けながら、自分自身の問題にも気づき、クライエントとともにそれを乗り越えていくのだと思う。

大きな悩みを抱えてカウンセリングを受けようとする人は、通常その問題を解決して苦痛を軽減させようとする。そのためカウンセラーは、クライエントから直接的な問題解決の方法についての助言を求められることが多い。しかしながら通常のカウンセリングでは、クライエントが抱えている問題がきれいに解決して、見事な終結を迎えるなどということはそう多くないのが現実である。実際の多くのケースでは、カウンセリングを通してクライエントが落ち着きを取り戻し、冷静な現実吟味を通して現状と折り合いを付け、受け入れていくことの方が多い。対人関係や仕事の問題、金銭的問題や病気など、われわれを苦しめるさまざまな問題を受け入れることは、当事者にとって容易なことではないが、最終的に多くのクライエントが勇気を持ってその決断を下すところを見てきた。

彼らは自らが抱えるさまざまな問題から目をそらさず、その存在を認め、それらを背負った上で、どのように自分らしく生きていくかについて考えはじめたのである。

そのようにして多くのクライエントとともに学んできた今、筆者は人生における失敗や問題を否定することからは、肯定的な変化は生まれないと考えるようになった。これまでの、あるいはある時期の自分を否定し、まったく新しい自分に生まれ変わるという考え方に引きつけられる気持ちも理解できる。しかしながらそれはあまり現実的な方法ではない。むしろそうした点にあえて目を向け受け入れる方が、より勇気を必要とする決断であると言える。そしてその時点で既に変化や成長の兆しがあると捉えることができるのである。

物事をそのように捉えることができるようになってはじめて、筆者は自分のキャリアが一つの流れを形成していることに気づき、一貫性のある自分という存在を認識することができた。現在の筆者は、かつて部隊勤務で挫折を味わったことや病気で苦しんだことも、間違いなく人生の一部として存在したことを受け入れている。そしてさらに、あの頃の苦しい体験があったからこそ、その後の道が切り開かれ、現在の自分があるのだと思えるようになった。そしてこのキャリアの一貫性、言い換えれば「つながり」はわれわれが外部から取り入れた「内なるつながり」との出会いを経て、一貫した自分自身への揺るぎない信頼へと進化していくのである。ただこのような作業には終わりはなく、生きている以上絶え間なく繰り返し続くものである。われわれカウンセラーは、支援者としてクライエントとつながり、クライエントが、内なるつながりを駆動させ、キャリアの一貫性を取り戻すことができるように支援する。そして同時にカウンセラー自身も、自分自身の体験を振り返り、同様の作業を進めていくのである。

次世代へのつながり

1　カウンセラーの育成

本章では一貫してテーマとしてきた「つながりの重要性」について、第一章から第六章までを振り返ってみた。そしてそのつながりの先にあるものとして、内なるつながりに触れ、さらにそれはキャリアの一貫性と結びつくということについて述べた。

十数年前に心理臨床の道を志し、多様な現場での活動を経験する中で、筆者は「つながり」の重要性を感じるようになった。そして今自分自身もまだ発展途上の身でありながら、組織の中では後進の育成に関わらざるを得ない立場となった。本書の最後に、カウンセラー育成の現場をとらえ、世代間のつながりについて考えてみたい。

筆者はこれまでに防衛省の中で、さまざまな形でカウンセラーの育成に関わってきた。短期的な講座から、上司部下関係での長期的な指導まで幅広く経験してきた。その中でも筆者にとって最も印象深かったのは、メンタルサポートセンター長として現在まで約四年間部下のカウンセラーを指導した経験である。カウンセラーを育成する具体的な要領の細部は、それぞれのカウンセラーが拠って立つ理論や流派によってさまざまであろうし、筆者がここでそれらすべてを紹介することは不可能である。ここでは指導者としての未熟さを自覚した上で、筆者と同じような立場で日々苦悩している人々の参考になることを期待して、カウンセラーを育成する上で筆者が日頃大切にしていることを紹介したい。

2　大切にしていること

①今の自分にできることを伝えればよい

本書の中で何度も繰り返しているように、カウンセリングはきわめて高度な専門性を必要とする行為である。おそらくわれわれが追求すべき専門性にはゴールなどなく、この仕事を続ける以上常に努力を重ねていかなければならない。そのような専門家としてのカウンセラーを育てる立場にある者には、さらに高い専門性が求められるのは当然である。

部下、後輩カウンセラーに対しスーパービジョンを行うには、かなりの見識や経験を持っている必要がある。しかしながら身近なところに優秀なスーパーバイザーがいるような恵まれた環境にいる人はそれほど多くない。現実にはある程度の経験を持つカウンセラーは、自分自身の未熟さを自覚した上で部下、後輩の指導にも向き合わざるを得ない。逆に自分の未熟さを自覚しているゆえの向き合い方があるとも言える。指導者としての自分は百点満点ではないし、そうである必要もない。なぜならわれわれカウンセラーを含め、人は皆つながりで支え合う存在であるからだ。

筆者自身が下園壮太氏にカウンセリングの手ほどきを受け、大学院では渡辺三枝子教授に師事してカウンセリングの本質を学んだ。そして精神科医の高橋祥友先生には精神科医療と惨事ストレスの現場における臨床について教えられた。われわれはたった一人で育つわけではない。そしてたった一人で育てるわけでもない。必要以上に責任を背負い込まず、今の自分にできることをできる範囲で確実に伝えて行く努力をすればよいのだと思う。

②自分の型にはめ込まないこと

どのような領域の専門家にも言えることかもしれないが、どれほど師の姿を目標にしてもまったく同じ存在になることは不可能である。カウンセリングの中核とも言える共感的理解という行為は、カウンセラー自身の体験を材料としてクライエントの体験を理解しようとすることであった。カウンセラー一人一人がそれぞれの人生を生き、個別の体験を持つ存在である以上、カウンセラーとしての個性もまた、いずれそれぞれに異なってくるのは当然のことである。

カウンセラーを育成する場合、本質的な部分さえしっかりと教えたならば、そこから大幅に外れない限りはあまり指導者の枠組みにはめ込もうとしない方がよい。当初は忠実に自分の後ろを歩んでいた部下や後輩が、少しずつ自分の枠組みから離れていく姿を見るのは不安なものである。しかしながら彼らがそれぞれの個性の上に、カウンセラーとしての専門性を築いていく過程を見守るのがわれわれの役目なのだろうと思う。

③ケースを通してつながること

筆者がカウンセラーを育成する際には、できる限りケースを共有することにしている。単に部下を陪席させるのではなく、筆者と部下がメイン、サブ二人のカウンセラーとしてクライエントに向き合うのである。カウンセリングの主導権はもちろんメインカウンセラーが持つが、サブカウンセラーも必要に応じて自由に発言することができる。慣れないうちは戸惑うこともあるが、小さなグループを扱っていると思えばすぐにその要領に慣れるものである。もともと筆者は惨事ストレス現場でのディブリーフィングなどのグループワークを数多く行ってきたため、グループ内での複雑な力動を観察し、それを効果的に扱うことに慣れている。普段のカウンセリングにおいても積極的にサブカウンセラーを指定することによって、より効果的にカウンセリングを進めるとともに、部下の育成も同時に行っているのである。

こうして部下カウンセラーと同じケースを共有していると、カウンセリング中に彼らがどのように感じ考えているかがよくわかるようになる。そしてカウンセリング終了後には、じっくりとケースを振り返って検討することができる。まったく同じ場面で同じ話を聞いていても、立場や経験によって受け止め方に大きな差が現れることに気づくかもしれない。あるいは自分の理解が間違っていないことを確認して自信をつけることもあるだろう。

指導する側の筆者にとってもこのやり方のメリットは大きい。サブカウンセラーの存在によりクライエントとの関係性は確かに複雑になるが、そのお陰で逆にクライエントを多角的な視点で観察できるようになる。またサブカウンセラーに対する教育目的で行う振り返りが、結果的にクライエントを理解するために注ぐエネルギーと時間を増大させ、より深い理解へと到達するのである。

このようなカウンセラーの育成方法を続けてきた結果、筆者はケースを共有することで部下、後輩カウンセラーとのつながりを構築することができた。第六章で述べたようにカウンセラーとは、その専門性ゆえに孤立しやすい職業であると言える。こうして築いた部下たちとのつながりが、今後彼らの孤立を防ぐ役割を果たしてくれるものと信じている。

Column

7 私、なおるんでしょうか？

クライエントからこのような問いを投げかけられたことはないだろうか。若い頃の筆者は、クライエントを絶望させないために「しっかり薬を飲んで休養を取れば必ず良くなりますよ」と答えることが多かった。

しかし、いろいろな経験を積んだ最近では、この問いに即答することはなくなった。特にうつ病などで療養しているクライエントに対しては、「なおる」ということのイメージを聞くようにしている。筆者からそのように問いかけられたクライエントの多くは、「もと通りに元気になること」と答えるが、なかには言葉の途中で考え込む人もいる。そのようなクライエントたちは、自分が決してもと通りの状態に戻ることを望んでいないことに気づくのである。

多くのクライエントにとって、もと通りの状態とは、目標に向かって明らかな無理を重ね、苦しそうに走っている状態であることが多い。うつ病の発症とそれに続く長い闘病生活の経験のなかで、無理のない新しいがんばり方を学んできたクライエントにとって、もと通りの状態とは決して望ましい状態とは言えないのである。

「なおるんでしょうか」という不安に文字通りに答えるのではない。うつ病というネガティブな体験から学んだものを、ポジティブな未来にどう結びつけていくか、クライエントとともに考えていくのである。

あとがき

本書を執筆するに際して筆者には一つの大きな迷いがあった。それは筆者にカウンセラーの専門性を語るだけの資格があるかということであった。すでに述べたように筆者は最初からカウンセラーという職業を志したわけではなく、それは三十歳を過ぎてからの遅いスタートであった。遅れを取り戻すために熱心に勉強に取り組んできたが、心のどこかでやはり引け目を感じていたのかもしれない。それでも実践の中で練り上げてきたものにはそれなりの説得力があるはずだと信じて、思いきって執筆を決意した。

しかし実際に本書を書き進めていくなかで、あらためて自分のキャリアを振り返ることになった。そして自分には防衛省という組織の中で働き、多くの人を指揮し、あるいは観察してきたという経験があり、それが現在のカウンセラーとしてのキャリアの土台になっていることに気づくことができた。今ここにあるのは筆者の個性の上に構築された筆者独自の臨床であると言える。その意味で本書の冒頭でも述べたように、本書の内容は筆者の独りよがりに過ぎないという批判を受けるかもしれない。

しかしながらカウンセラーという職業や資格制度が確立していないわが国においては、筆者と同じように自らの専門性について不安を抱いている人が多いのではないかと言う思いもあった。もしそうであれば筆者の体験とそこに構築された筆者の臨床を、それぞれのカウンセラーが自らの専門性について深く考えるきっかけにしてもらいたいと思っている。そして筆者自身は自分の臨床が独善に陥る危険性を秘めていることを常に意識しながらこれからの職務に向き合っていきたいと考えている。われわれが追求する専門性には一〇〇％の完成は存在しない。存在しないゴールなど意識せず、目の前の一歩、今の自分にできることを「今、ここから」積み重ねていくことが大切だと思う。日々クライエントに向き合い、クライエントに伝える言葉と、自分自身の生き方ができるだけ一致しているように努めたいと考えている。

本書を書き進める中で、つながりで支えることの重要性が徐々に高まっていくにしたがって、社会や組織、そして家族などからは集団としてのつながりやまとまりが失われつつあるということに気づかされた。このような社会の変化の中で、われわれカウンセラーに求められているものは、目の前のクライエントとのつながりを大切にすること、そしてクライエントやわれわれ自身が所属する、組織や社会そのものに働きかけていくことであろう。

それは単に問題を抱えて苦しむクライエントを支援するための努力ではなく、われわれ自身が支えられている環境そのものへの働きかけなのである。

そして本書の執筆を通してあらためて感じたのは、自分自身が多くの師や仲間、そしてクライエントとのつながりによって支えられてきたという事実であった。これまでに出会った多くの方々とのつながりが、筆者の中に数多くの貴重な作品を残してくれた。すべてのつながりに心から感謝申し上げます。そして筆者の分断されたキャリアが再びつながるまでの長い時間を、温かく見守り支えてくれた妻と娘に心をこめてありがとうと言いたい。

終わりに本書の出版にご尽力くださった筑波大学の高橋祥友先生、そして金剛出版社長の立石正信氏に心から深謝申し上げます。

二〇一三年二月

藤原 俊通

2. 苦しい時期を乗り切るために……

①とにかくゆっくり休んでみること
温かい食事，お風呂，十分な睡眠

②信頼できる人に話を聞いてもらう

③楽しめる趣味を少しずつやってみる

④リフレッシュできる軽めの運動

⑤呼吸法などのリラクセーション

⑥カウンセリングを受けてみる

⑦受診してみる

⑧**お酒やギャンブル，激しい運動**で気持ちを紛らわせるのは**逆効果**

⑨無理に乗り越えようとしないで，**段階的に少しずつ**……

3. 相談窓口

心配なことがあれば遠慮なく相談してください。
秘密は守ります。

所　属	氏　名	連絡方法	対応時間
医務室	○○○○	電話 123-4567	平日 0800-1700
カウンセリングルーム	○○○○	電話 123-7654	平日 0800-1700

衝撃的な体験をした時に

1. 衝撃的な体験をした時に，私たちの心や体は強いストレスにさらされます。このような時，私たちの心や体に次のような変化が起きることがあります。

- 眠れない，眠りが浅い
- 嫌な夢を見る
- やる気が起きない
- 集中力が続かない
- 疲れやすい
- 考えがまとまらない
- 悲観的になる
- その場面が目に浮かぶ
- 不安を感じる
- 現実感がない
- 頭痛，頭が重い
- 感情が不安定
- 食欲低下
- 自分を責める

①今このような変化が現れるのは自然なことであり，特に心配なことではありません。

②変化や症状の現れ方には大きな個人差があります。周囲にあわせようと無理をしないで下さい。

③事件のことを無理に忘れようとせず，できる範囲で自然にそのことに触れるようにしてみましょう。

④普通は時間とともに和らいでいきますが，長引いたりうつ病やPTSDになることもあります。

⑤心配な時は1人で悩んだり，気力で乗り越えようとせずに専門家に相談してください。

参考文献

□キャリアカウンセリングの参考になるもの

金井壽宏『働く人のためのキャリアデザイン』（PHP新書、二〇〇二年）

D・E・スーパー（日本職業指導協会・訳『職業生活の心理学』誠信書房、一九六〇年）

平野光俊『キャリアディベロップメント』（文真堂、一九九四年）

J・L・ホランド（『職業瀬選択の理論』雇用問題研究会、一九九〇年）

渡辺三枝子、E・L・ハー『キャリアカウンセリング入門』（ナカニシヤ出版、二〇〇一年）

渡辺三枝子、渡辺忠、山本晴義・編『産業カウンセリングの理論的な展開　現代のエスプリ別冊』（至文堂、二〇〇二年）

渡辺三枝子・編『新版　キャリアの心理学』（ナカニシヤ出版、二〇〇七年）

□自殺予防・惨事ストレス対処の参考になるもの

川人博『過労自殺』（岩波新書、一九九八年）

川人博、高橋祥友・編著『サラリーマンの自殺／今、予防のためにできること』（岩波ブックレット、一九九九年）

自死遺児編集委員会、あしなが育英会・編『自殺って言えなかった』（サンマーク出版、二〇〇二年）

下園壮太『自殺の危機とカウンセリング』（金剛出版、二〇〇二年）

エドウィン・S・シュナイドマン（高橋祥友・訳『アーサーはなぜ自殺したのか』誠信書房、二〇〇五年）

エドウィン・S・シュナイドマン（高橋祥友・訳『シュナイドマンの自殺学』金剛出版、二〇〇五年）

高橋祥友『自殺の心理学』（講談社、一九九七年）

高橋祥友『群発自殺』（中央公論新社、一九九八年）
高橋祥友『中高年とこころの危機』（NHKブックス、二〇〇〇年）
高橋祥友『自殺のサインを読みとる』（講談社、二〇〇一年）
高橋祥友『医療者が知っておきたい自殺のリスクマネジメント』（医学書院、二〇〇二年）
高橋祥友『中高年自殺――その実態と予防のために』（筑摩書房、二〇〇三年）
高橋祥友『自殺、そして遺された人々』（新興医学出版社、二〇〇三年）
高橋祥友『自殺未遂』（講談社、二〇〇四年）
高橋祥友、福間詳・編『自殺のポストベンション――遺された人々への心のケア』（医学書院、二〇〇四年）
高橋祥友『新訂増補 自殺の危険――臨床的評価と危機介入』（金剛出版、二〇〇六年）
E・デュルケーム（宮島喬・訳『自殺論』中公文庫、一九八五年）
藤原俊通、高橋祥友『自殺予防カウンセリング』（駿河台出版社、二〇〇五年）
J・T・ミッチェル、G・S・エヴァリー（高橋祥友・訳『緊急事態ストレス・PTSD対応マニュアル』金剛出版、二〇〇二年）

□カウンセリング・心理療法の参考になるもの

蘭千壽『変わる自己変わらない自己』（金子書房、一九九九年）
蘭千壽『パーソンポジティヴィティの社会心理学』（北大路書房、一九九〇年）
大野裕『「うつ」を生かす／うつ病の認知療法』（星和書店、一九九〇年）
神田橋條治『追補 精神科診断面接のコツ』（岩崎学術出版社、一九九四年）
小橋康章『認知科学選書 決定を支援する』（東京大学出版会、一九八八年）

斎藤学『アルコール依存症に関する12章』(有斐閣新書、一九八六年)
なだいなだ『くるいきちがい考』(ちくま文庫、一九八六年)
野島一彦編集『グループアプローチ　現代のエスプリ』(至文堂、一九九九年)
R・L・パーマー(佐藤裕史・訳『摂食障害者への援助』金剛出版、二〇〇二年)
山梨正明『認知科学選書　比喩と理解』(東京大学出版会、一九八八年)
ジョージ・ワインバーグ(高橋祥友・監訳『セラピストの仕事』金剛出版、二〇〇一年)
ポール・ワクテル(杉原保史・訳『心理療法家の言葉の技術』金剛出版、二〇〇四年)
ポール・ワクテル(杉原保史・訳『心理療法の統合を求めて』金剛出版、二〇〇二年)
渡辺三枝子『カウンセリング心理学』(ナカニシヤ出版、二〇〇二年)

■著者略歴
藤原俊通［ふじわら・としみち］

1965年, 大阪府に生まれる。
1989年, 防衛大学校（管理学）を卒業し陸上自衛隊に入隊する。10年間の戦車部隊勤務の後, 筑波大学大学院修士課程（カウンセリングコース）に進む。2002年修士課程修了後心理臨床の現場に進み, 自衛隊中央病院精神科心理幹部（カウンセラー）, 北部方面隊メンタルサポートセンター長, 現在は東北方面隊メンタルサポートセンター長として勤務している。
3等陸佐, 臨床心理士。

著書等
分担執筆 ──『自殺のポストベンション』（医学書院, 2004）
共著 ───『自殺予防カウンセリング』（駿河台出版, 2005）

組織《そしき》で活《い》かすカウンセリング
「つながり」で支える心理援助の技術

印刷　2013年 4 月20日
発行　2013年 4 月30日

著者　藤原 俊通

発行者　立石 正信

発行所　株式会社 金剛出版
〒112-0005
東京都文京区水道1-5-16
電話 03-3815-6661
振替 00120-6-34848

印刷・製本　三報社印刷
装丁　臼井新太郎
装画　ナカノヨーコ

ISBN978-4-7724-1311-4 C3011

シュナイドマンの自殺学

自己破壊行動に対する臨床的アプローチ

エドウィン・シュナイドマン著／高橋祥友訳

A5判　218頁　定価2,940円

自殺の最大の原因は何か，自殺の危険の高い人にどのように働きかけるべきか，心理学的剖検，ポストベンション（遺された人々へのケア）の必要性，これら自殺に関する重要課題はすべて本書の著者シュナイドマンから始まっている。本書は，わが国自殺研究の第一人者であり，著者に直接師事した訳者が，自殺学の巨人シュナイドマンの主要論文を訳出したもので，自殺という難問に対処するための知見が数多く盛り込まれている。

患者の自殺

セラピストはどう向き合うべきか

カイラ・ミリヤム・ワイナー著／高橋祥友訳

四六判　226頁　定価2,940円

患者の自殺は「心理療法家にとって最も困難な悲嘆の危機」であるとされてきた。本書では，不幸にして患者の自殺が起きてしまったときに，セラピストにはどのような心理的な反応が生じ，その事態にどのように対応すべきかといった問題に焦点を当て，その後に臨床家がとるべき遺された周囲の人々への心理治療的行為，法的対処について多くの事例を交えて解説されている。

セラピストのための自殺予防ガイド

高橋祥友編著

A5判　256頁　定価2,940円

本書では，ライフサイクルに従い，学校，会社，地域といった社会のさまざまな場所で，さまざまな年齢層の自殺を予防するために，どのような取り組みがなされているかを詳述する。

さらに，自殺の危険の高い患者の治療にあたる際の精神療法的アプローチについて，自殺が起こってしまった際の遺族，そして援助者自身のケアについても丁寧に解説した。精神科医，看護師，臨床心理士，ソーシャルワーカー，教師等，現場で自殺の危機と向き合い，未然に防ぐべく奮闘している援助職に必読の書。

価格は消費税込み（5%）です